TABLEAUX D'ANATOMIE

CONTENANT

L'EXPOSÉ DE TOUTES LES PARTIES A ÉTUDIER

DANS L'ORGANISME DE L'HOMME ET DANS CELUI DES ANIMAUX,

PAR CH. ROBIN,

Docteur en médecine et Docteur ès sciences,
Professeur agrégé à la Faculté de médecine de Paris, Membre de la Société de Biologie,
de la Société Philomathique, Correspondant de l'Académie [illegible]
de Stockholm, etc.

A PARIS,
CHEZ J.-B. BAILLIÈRE,
LIBRAIRE DE L'ACADÉMIE NATIONALE DE MÉDECINE,
RUE HAUTEFEUILLE, 19.
A LONDRES, CHEZ H. BAILLIÈRE, 219, REGENT-STREET.
A NEW-YORK, CHEZ H. BAILLIÈRE, 169, FULTON-STREET.
A MADRID, CHEZ C. BAILLIÈRE, CALLE DEL PRINCIPE, 11.
1851.

TABLEAUX
D'ANATOMIE

CONTENANT

L'EXPOSÉ DE TOUTES LES PARTIES A ÉTUDIER

DANS L'ORGANISME DE L'HOMME ET DANS CELUI DES ANIMAUX,

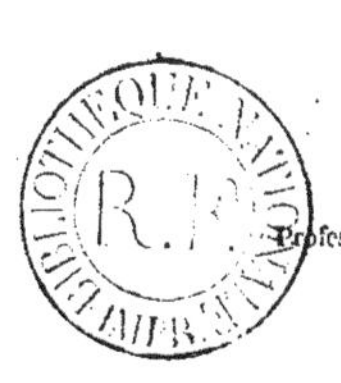

PAR CH. ROBIN,

Docteur en médecine et Docteur ès-sciences,
Professeur agrégé à la Faculté de médecine de Paris, Membre de la Société de Biologie,
de la Société Philomatique, Correspondant de l'Académie de médecine
de Stockholm, etc.

A PARIS,
CHEZ J.-B. BAILLIÈRE,
LIBRAIRE DE L'ACADÉMIE NATIONALE DE MÉDECINE,
RUE HAUTEFEUILLE, 19.
A LONDRES, CHEZ H. BAILLIÈRE, 129, REGENT-STREET.
A NEW-YORK, CHEZ H. BAILLIÈRE, 169, FULTON-STREET.
A MADRID, CHEZ C. BAILLIÈRE, CALLE DEL PRINCIPE 11.
1850.

Paris. Imprimerie de L. MARTINET, rue Mignon, 2.

AVERTISSEMENT.

§ I. Ces tableaux avaient été faits dans le but unique de servir de guide pour l'étude de l'anatomie descriptive et générale, dans le laboratoire de Biologie que je dirige. Plusieurs des personnes qui suivent mes cours m'ayant demandé qu'il leur fût possible de se les procurer, je crois devoir répondre, par quelques lignes, à l'exposition orale qui, dans un laboratoire, supplée aux questions que suscite naturellement un simple programme. Quoiqu'on ne puisse le faire que très incomplétement, et j'insiste fortement sur ce fait, il est de toute nécessité d'énoncer quels sont les liens qui unissent l'anatomie aux autres branches de la science, et font un seul corps de toutes ses propres parties.

§ II. Il faut, dans quelque étude que ce soit, nettement distinguer la *doctrine* de la *méthode*, et, dans la méthode, séparer l'*ordre d'exposition* du *procédé d'exploration manuelle et intellectuelle*. Il est nécessaire d'ajouter ici quelques mots sur ce que j'ai dit ailleurs (1) concernant la méthode. En toute science, surtout en Biologie, on doit ne pas confondre ce qui est, avec ce qui a été dit; ce qui est dans la nature avec ce qui est dans les livres; la *science* avec l'*histoire de la science*, distincte elle-même de l'*érudition*, qui connaît les faits historiques sans savoir en établir la filiation. Cette distinction nette est de toute importance; il n'y a pas d'étude sérieuse possible sans cela. Il faut donc, avant de lire les tableaux suivants, faire pour un instant table rase de ce qui est dans les classiques. L'exposé de la science doit être fait aussi parfaitement que le permettent nos moyens présents d'investigation; mais il ne peut être définitif, parce que des moyens plus précis et des connaissances plus générales modifient incessamment les questions de détail. Nos connaissances ne marchent, en effet, que par approximations successives, et quand on parle du *dernier mot de la science*, il ne faut regarder cette expression comme n'étant absolument vraie que pour le jour ou l'année où elle a été employée.

Ainsi, l'*ordre dogmatique* l'emporte sur l'*ordre historique*, réservé pour les choses imparfaitement connues, sauf les cas où il s'agit uniquement d'histoire de la science. Voilà pour l'ordre.

On peut, dans l'étude, *procéder* du simple au composé, c'est-à-dire, de l'objectif au subjectif, ou bien du composé au simple, en suivant ainsi l'ordre historique du développement des diverses branches de l'anatomie. Il n'y a pas, à cet égard, de règle absolue; mais il n'y a pas non plus de marche intermédiaire ni de marche différente. On ne connaît bien une science qu'après avoir suivi dans son étude l'un et l'autre ordre alternativement. Ceci s'applique surtout à l'emploi d'un des principaux moyens d'étude en Biologie, la *comparaison* ou *procédé comparatif*, dont on a voulu faire une méthode. Ce procédé intellectuel consiste à rapprocher les unes des autres, par la contemplation et la méditation, les choses qui se ressemblent.

§ III. En Biologie il y a deux choses à étudier, l'*être vivant* ou agent, celui qui agit, et le

(1) *Du microscope et des injections dans leurs applications à l'anatomie et à la pathologie*, suivi d'une classification des sciences fondamentales, Paris, 1849, in-8. Voyez IIe partie, 1re section, chap. III, et 2e section, art. 5 et la préface.

milieu dans lequel il vit, auquel il emprunte des matériaux, dans lequel il rejette les résidus et excrétions. Corps *vivant* et *milieu* sont deux choses inséparables l'une de l'autre, et la première ne peut être conçue ni connue à fond sans la seconde, quoique cependant on puisse concevoir le milieu sans un seul être vivant à ses dépens et à son aide.

Les différentes parties qui constituent le milieu, comme les astres, les corps et les agents physiques, et les composés chimiques qui nous entourent, ayant été étudiés en eux-mêmes, et les uns par rapport aux autres, dans les sciences inorganiques, il faut les envisager comme faisant UN TOUT dans lequel vit le corps organisé ; celui-ci ne peut en être séparé que par la pensée, mais non en réalité. Ce tout, c'est le *milieu*. Mais comme tout être qu'on étudie, végétal ou animal, vit au milieu d'autres végétaux et d'autres animaux semblables ou non à lui, êtres qui font partie du milieu ambiant, l'étude des conditions de possibilité de vie que celui-ci présente à l'être vivant, l'étude statique du milieu, en un mot, ne peut être faite qu'après celle de l'agent ou être vivant, après l'anatomie et la biotaxie. Cette étude des conditions de la vie ne vient qu'après ces deux sciences, mais immédiatement après, à la suite de l'étude des êtres considérés au point de vue de la biotaxie zoologique et botanique. L'étude statique des milieux est une branche de la Biologie à joindre aux autres branches statiques de cette science. Vient ensuite la physiologie. Puis, après elle, la science des *relations* même *entre le milieu et l'être vivant*, l'étude dynamique des influences qu'ils exercent l'un sur l'autre ; science qui, par l'observation de l'influence de l'être sur les êtres en société, et des sociétés sur l'être, conduit à la science sociale, comme, au point de vue statique, l'étude de *l'organisation du milieu* conduit à celle de l'organisation des sociétés. M. de Blainville, qui le premier (*Cours de physiologie générale*, 1833) a parlé de la science des milieux, en plaçait l'étude entre l'anatomie et la physiologie. Mais il ne tenait pas compte de sa subdivision en deux branches, l'une statique, qui étudie *l'organisation*, *la constitution du milieu*, et l'autre, dynamique, qui étudie les *rapports entre l'être et le milieu*, lesquels consistent en action réciproque du milieu sur l'être, de l'être sur le milieu ambiant. M. Segond, qui le premier a montré l'existence de cette subdivision naturelle (*Examen historique sur l'étude de l'organisation des animaux*, dans *Mémoires de la Société de biologie*, 1849), a fait remarquer avec raison que, s'il semble au premier abord que l'étude du milieu dans lequel vivent les êtres organisés doit précéder celle de ces êtres eux-mêmes, c'est-à-dire qu'on doive procéder de l'extérieur à l'être vivant, il faut cependant reconnaître que, pour étudier les *rapports qui ont lieu entre l'être et le milieu*, on doit préalablement avoir examiné les deux termes extrêmes, l'être et le milieu. L'étude de ces rapports se place après la physiologie, comme l'étude de la *constitution des milieux* se range après l'anatomie et la biotaxie. Cette partie statique de la Biologie ne peut pas être séparée des autres branches de la Biologie statique, pour être placée avec l'étude des rapports réciproques de l'être et du milieu, après la physiologie ; car, pour étudier les fonctions de l'être en elles-mêmes, indépendamment de leur action sur le milieu, il faut déjà connaître le milieu lui-même comme milieu ambiant, comme formant un tout, et non pas seulement comme lumière, chaleur, et comme corps solides, liquides et gazeux, considérés isolément en eux-mêmes.

§ IV. Quoique l'étude des généralités fatigue les commençants, parce qu'elles ne s'appliquent alors encore qu'à trop peu de faits, il n'en est pas moins évident qu'on ne trouve que là le guide qui fait cesser l'hésitation intellectuelle, si nuisible et si fréquente en quelque étude que ce soit; aussi faut-il de toute nécessité unir plus ou moins, selon la nature des travaux, la culture des faits généraux à celle des observations de détails.

§ V. Ceci établi, on voit que le tableau de la *Biologie* que j'ai exposé (*Du microscope*, 1849, IIe partie, p. 156) doit être modifié ainsi qu'il suit :

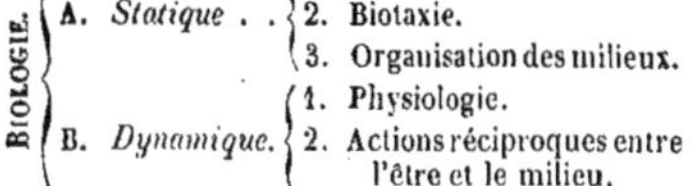

		Biologie abstraite.	**Biologie concrète.**
BIOLOGIE.	A. *Statique* . .	1. Anatomie.	1. Histoire naturelle.
		2. Biotaxie.	2. Science de l'action naturelle ou spontanée, et systématique des êtres (de l'homme surtout) sur les milieux, de manière à ce que l'exercice régulier ou plus facile des fonctions devînt possible (branche de l'histoire naturelle?).
		3. Organisation des milieux.	3. Pathologie (histoire non naturelle).
	B. *Dynamique*.	1. Physiologie.	
		2. Actions réciproques entre l'être et le milieu.	

La Biotaxie, comme l'Anatomie, étudie les êtres dans leurs variations suivant les sexes, les âges, les races, les espèces, les variétés et même les ÉTATS ANOMAUX naturels, spontanés ou *tératologiques*. Il est très important de signaler que l'histoire naturelle diffère des sciences précédentes en ce qu'elle prend à part chaque être successivement et en étudie, dans un but *d'application*, les particularités qu'il peut offrir, et qui sont utiles à connaître sous les points de vue anatomique, biotaxique, de l'organisation du milieu où il vit, sous le point de vue physiologique, etc. La Biologie abstraite, au contraire, prend l'ensemble des êtres comme n'en faisant qu'un, et en étudie toute l'anatomie d'abord, puis la Biotaxie, etc.; elle expose les faits généraux, c'est-à-dire, communs à tous ou au plus grand nombre, et prépare ainsi à l'étude des sciences d'application. Ces faits généraux elle les poursuit non seulement sur l'être adulte, mais encore, quand il y a lieu, dans leurs variations indiquées plus haut et au 1er tableau.

La PATHOLOGIE, ou HISTOIRE NON NATURELLE, reproduit entièrement le plan de l'histoire naturelle. Elle fait aussi pour chaque être successivement : 1° son *Anatomie pathologique* ; 2° sa *Biotaxie pathologique*, ou histoire des modifications de classement dans la série animale que doit subir chaque être, suivant les états anomaux naturels ou spontanés. La *Tératologie* étudiée à part, comme on a fait pour l'*embryogénie* (Voy. 1er tableau), n'est en effet autre chose que la *biotaxie pathologique*. Dans ces deux sciences on prend pour base un état passager ou accessoire; 3° puis vient l'étude des altérations du milieu ambiant ; 4° la *physiologie pathologique* ou symptomatologie, qui doit être admise au même titre que l'anatomie pathologique; elle repose sur toutes les études précédentes ; 5° la pathologie se termine par l'étude des modifications accidentelles qui surviennent dans les relations entre l'être et le milieu où il vit.

Plus tard seront publiés successivement les plans d'étude de chacune de ces sciences; celui-ci est spécialement destiné à l'anatomie, dont les diverses branches se trouvent énoncées, ayant en regard les notions physiologiques ou branches de la physiologie qui leur correspondent. (Voy. *loc. cit.*, 1849, préface, pag. LX, additions.)

Anatomie.

ANATOMIE GÉNÉRALE.	I. Étude des éléments organiques.
	II. Étude des tissus.
	III. Étude des systèmes.
ANATOMIE DESCRIPTIVE OU SPÉCIALE.	IV. Étude des organes.
	V. Étude des appareils.
	VI. Étude du corps en général, ou ORGANISME.

Physiologie.

PHYSIOLOGIE GÉNÉRALE.	I. Des propriétés vitales ou organiques élémentaires.
	II. Des propriétés de tissu.
	III. Usages généraux et distribution des propriétés de tissu.
PHYSIOLOGIE SPÉCIALE.	IV. Des USAGES proprement dits ou spéciaux, ou actions des organes.
	V. Des fonctions.
	VI. Études des résultats spéciaux et généraux de l'organisation totale.

§ VI. Les résultats spéciaux sont : *la production de chaleur* en rapport spécialement avec les fonctions de nutrition, ou actes de combinaison et de décombinaison ; l'*hérédité*, qui se rattache aux fonctions de reproduction, et en particulier à ce fait, que les éléments organiques les plus simples ont la propriété d'en reproduire un semblable à eux par segmentation, etc. ; la *production de l'électricité* en rapport surtout avec les fonctions animales. Les résultats généraux sont la *Vitalité*, qui diffère dans chaque individu, pour l'un au moins de ses trois modes principaux, *végétalité*, *animalité*, *sociabilité*, et tient à l'état de l'ensemble des fonctions ; puis la *Mort* ou *Mortalité*, avec ses trois modes correspondants à ceux de la vitalité.

Ce résultat général de l'organisation, la MORT ou MORTALITÉ tant *naturelle* qu'*accidentelle*, n'est pas étudié, n'est pas connu. Son histoire, en effet, ne pouvait pas être faite tant que celle de la VITALITÉ ne l'était pas, non seulement d'une manière générale, mais encore dans les trois modes décrits par M. Aug. Comte; car il est bien évident que l'étude de la mort repose sur celle de la vie, et que les phénomènes généraux de l'un reproduisent ceux de l'autre. Au tableau de la mort par le poumon et le cœur, donné par Bichat, il faut ajouter, pour la *mort végétative*, la mort par les appareils digestif et urinaire. Ce sont les plus importants, les deux extrêmes ; les intermédiaires seuls ont été étudiés. Qui dit qu'un jour, une fois bien connus, ces différents modes de mort ne pourront être retardés? Quant à ceux correspondant à l'animalité et à la sociabilité, quoique étant presque aussi peu connus que les autres, on peut déjà trouver leur étude ébauchée dans Gall et Bichat.

§ VII. On s'étonnera peut-être de voir ici l'étude du corps tout entier faite au même titre que celle des appareils, ses organes, etc. Quoi cependant de plus naturel que d'envisager l'ensemble du corps dont on veut connaître les parties au même titre que celles ci. L'étude de l'organisme constitue donc une des branches de l'anatomie, aussi bien que celle des organes ou des tissus. Elle appartient aussi bien à l'anatomie générale qu'à l'anatomie spéciale, suivant le point de vue où l'on se place. L'anatomie du corps entier, faite comme s'il s'agissait de celle d'un muscle ou d'un os, est aussi générale que possible, puisqu'en la faisant on acquiert la notion de tout ce qui le compose ; elle est, d'autre part, aussi spéciale que possible, puisqu'il y a unité dans l'économie individuelle. Elle peut se placer en tête de toutes les autres, quelle que soit la subdivision de l'organisme qu'on examine ensuite : tels sont les appareils, etc. ; tels sont, d'autre part, les éléments qui se réunissent en parties successivement plus complexes pour arriver à composer l'ensemble de l'individu. Elle peut se placer aussi à la fin de l'anatomie, quelle que soit du reste celle des deux branches ci-dessus par laquelle on a commencé, puisque son étude les résume toutes. C'est la première de ces deux manières de procéder qui est suivie dans ces tableaux. L'étude du corps se termine par la subdivision normale et naturelle de celui-ci en *parties extérieures* et en *parties intérieures* ou *internes*. Les premières se partagent en *régions* dont l'étude ne doit pas être faite uniquement au point de vue chirurgical ; l'anatomie conduit, par l'examen des caractères physiques, aux résultats que donnent l'auscultation et la percussion faites à l'état normal dans chaque région, et devant naturellement précéder leur étude au point de vue médical. Quant à la coordination des autres branches de l'anatomie, voyez *Du Microscope et des injections*, 1849, préface, et IIe partie, 2e section.

Ne croyez pas qu'en montrant qu'il y a dans l'anatomie et la physiologie six parties, six classes de sujets à considérer dans l'ordre naturel de leur généralité et de leur indépendance décroissantes, et dans celui de leur complication croissante, ou réciproquement, on augmente la durée et la difficulté des études. Au contraire ; car il ne faut pas se guider, pour en juger, sur nos livres actuels dont la longueur et l'aridité ne tiennent qu'à la confusion de choses différentes et qu'au nombre de celles mal classées qu'ils renferment ; il s'agit soit de les élaguer, soit de les coordonner, ce qui les abrége en les simplifiant. C'est ainsi, par exemple, que l'histoire des organes, la plus aride des branches de l'anatomie, sauf sous le point de vue chirurgical, et qui est à peu près la plus brève de toutes, se trouve développée presque indéfiniment ; c'est, de plus, la seule étudiée, du moins officiellement.

§ VIII. Il ne faut pas être étonné de voir indiqués, comme devant être examinés successivement, les caractères mathématiques, physiques, chimiques, organoleptiques et organiques du corps, des appareils, des organes, etc. ; il n'y a pas de corps naturel qui ne présente un ou plusieurs de ces différents caractères. Et eux aussi sont énoncés suivant leur généralité, leur indépendance, leur simplicité décroissantes et leur dignité croissante. Il n'y a là rien de nouveau, que d'avoir coordonné et rattaché à la dénomination de chacune des sciences auxquelles ils appartiennent, des caractères qui s'y rapportent évidemment, et qui, pour être exposés sans ordre, étaient omis en certain nombre, ou énoncés incomplétement. Que ceux qui pourraient s'en étonner suspendent leur jugement jusqu'à ce qu'ils aient parcouru le *Methodus* de Boerhaave.

§ IX. Le premier résultat de cette coordination des différentes branches de l'anatomie, et des caractères à étudier sur chaque partie de l'organisme, a été de faire déterminer le véritable nombre des fonctions de la vie de nutrition. Ce nombre se trouve réduit à quatre, parce que trois des prétendues fonctions étudiées par les physiologistes, la nutrition, la sécrétion et l'absorption, ne sont que des propriétés vitales et de tissu. (*Voy.* les tableaux.)

La NUTRITION est une *propriété* de tous les éléments, et par suite de tous les tissus, sur laquelle reposent toutes les autres propriétés ; *propriété sans laquelle les corps vivants n'existeraient pas.*

La SÉCRÉTION est une propriété de tissu qui appartient à la plupart d'entre eux, et spécialement aux parenchymes. Elle varie dans chacun d'eux, selon sa *texture* et les éléments qui le constituent; mais les organes qui sécrètent des liquides spéciaux ne sont pas en relation les uns avec les autres, de manière à former par eux tous un seul appareil spécial ayant pour résultat de son activité l'accomplissement d'une fonction ; ils sont seulement annexés à tous les autres appareils ; ils concourent à les former tous, et leur fournissent chacun quelque principe spécial. Les tissus non parenchymateux ni glandulaires qui sécrètent sont les tissus séreux et muqueux, lors même qu'ils sont dépourvus de glande : par exemple, la muqueuse de la vessie, qui n'a pas de glandes et sécrète pourtant du mucus. Il en est de même de la muqueuse pulmonaire profonde ou des bronches.

L'ABSORPTION n'est également qu'une propriété de tissu qui varie dans chacun d'eux, comme la *sécrétion*, suivant sa texture, et surtout suivant la quantité des vaisseaux qui emportent les principes absorbés au fur et à mesure de leur pénétration. Elle repose sur le fait physique élémentaire d'*endosmose*, comme la sécrétion sur celui d'*exosmose;* modifiés l'un et l'autre par le double fait chimique continu de combinaison et de décombinaison qui caractérise la nutrition, propriété vitale ou élémentaire fondamentale. Il en est, à plus forte raison, de même de l'*exhalation*, mot qui ne s'applique qu'au simple fait physique d'évaporation à la surface des tissus des substances volatiles. Ne serait-ce pas oublier les notions scientifiques les plus élémentaires qui établissent la relation de cause à effet, de conditions d'action à l'acte lui-même, que d'admettre encore l'existence de *fonctions* sans *appareils?* Qui ou quoi donc les exécute? *Fonction* vient de *fungi*, s'acquitter de. Or qui est-ce qui s'acquitte de ces fonctions-là? où est l'ensemble d'organes reliés entre eux de manière à former un tout, dont l'action a un résultat unique? Est-ce que tous les tissus sans exception ne jouissent pas des propriétés énoncées tout à l'heure? Comment ne pas reconnaître que si tous les éléments et les tissus ne jouissaient de la propriété d'*endosmose*, d'où *absorption*, de celle d'*exosmose*, d'où *sécrétion*, ne se *combinaient* et ne se *décombinaient incessamment* avec ce qui entre et ce qui sort, d'où *nutrition*, comment ne pas reconnaître, dis-je, qu'ils n'existeraient pas? Ce n'est pas là une fonction qu'ils soient chargés d'accomplir, puisque ce sont précisément les faits qui caractérisent leur existence. C'est là ce qui les fait dire vivants, et sans cela même ils ne pourraient s'acquitter de rien, rien exécuter, ni respirer, ni sentir, ni se contracter, etc. Les fonctions réelles, au contraire, sont un résultat général de la mise en action par les éléments qui en jouissent, de ces propriétés irréductibles; de nature intime inabordable. Chacune manifeste au dehors l'accomplissement d'un de ces actes primordiaux et se rattache spécialement à l'un d'eux.

§ X. Un autre résultat, qui n'est qu'une conséquence directe et naturelle du premier, a été de reconnaître que les organes urinaires constituent un APPAREIL aussi net et aussi distinct que l'*appareil respiratoire*, qu'il faut placer sur le même rang, sur le même aussi que celui de la digestion et de la circulation. Par conséquent, il faut reconnaître qu'il existe une FONCTION correspondante, la *fonction urinaire* ou *urination*, dont l'histoire ne doit plus être confondue avec celle des sécrétions. Nul appareil n'a autant de glandes que l'appareil digestif, tant annexées au dehors que dans son épaisseur, et pourtant personne ne songerait à rattacher sa fonction aux sécrétions. Il en résulte que c'est une fonction de plus à joindre à celles dont on traite habituellement. On a alors comme fonctions de nutrition :

1° La digestion, qui introduit par *endosmose*, essentiellement, les matériaux, et satisfait à l'acte chimique de *composition* ou *assimilation* nutritive.

2° L'urination, qui rejette les principes devenus impropres à la nutrition, en vertu de la propriété physique d'*exosmose* des éléments organiques, et satisfait à l'acte, chimique au fond, de *décomposition* ou *désassimilation*, le second des deux actes que présente d'une manière continue tout être vivant; l'un des résultats généraux de l'organisation, la mort, est caractérisé par la cessation de ces deux actes dans tous les tissus.

3° Puis vient la respiration, qui absorbe et rejette à la fois, en raison des propriétés physiques d'endosmose et d'exosmose, et satisfait simultanément aux deux actes chimiques de composition assimilatrice et de décomposition désassimilatrice.

4° Enfin la circulation, qui distribue les matériaux à toutes les parties, en vertu de propriétés purement *mécaniques* des liquides.

La *digestion* manque chez les plantes; on ne trouve plus que des racines, ou disposition anatomique, appareil qui favorise l'*absorption*, cette propriété dont jouissent du reste tous les tissus sans exception; aussi sur beaucoup cet appareil n'existe pas du tout. Chez les animaux il y a quelque chose d'analogue à celui-ci, c'est-à-dire, une disposition spéciale qui favorise l'absorption proprement dite. L'*urination* manque chez les plantes et chez beaucoup d'animaux: la respiration suffit pour l'expulsion des principes à éliminer. Cet acte est, du reste, exécuté en vertu de cette propriété de sécréter qu'ont tous les tissus. Les plantes rejettent peu, elles s'incrustent et meurent. La *respiration* a partout un appareil bien déterminé, ou se fait aussi par toute la surface. La *circulation* n'est dans les plantes, surtout dans les Cellulaires, et chez beaucoup de Zoophytes globuleux et même rayonnés, qu'une translation des liquides d'un point à un autre au travers des éléments anatomiques, en vertu de la propriété d'endosmose et d'exosmose, propriété de tissu.

§ XI. Le *nombre* des organes de l'appareil uninaire, leur *situation* extra-péritonéale, leur disposition symétrique et leurs autres caractères, lui donnent tous les attributs généraux des appareils pulmonaire et autres, les plus nettement déterminés. Le rein diffère du poumon en ce qu'il n'est qu'éliminateur. Le foie vient sans doute en aide au rein pour accomplir la fonction d'élimination; car il sécrète des substances qu'on trouve toutes faites dans le sang, et qui sont fabriquées ailleurs (cholestérine, etc.). Mais il y a deux organes dans le foie, l'un qui sécrète et rejette au dehors; plus un autre qui fait du sucre et le verse dans le sang. Il est probable que le premier de ces organes hépatiques joue un rôle accessoire d'élimination en même temps qu'il aide la digestion; mais cela ne change rien à la détermination de la fonction urinaire. Il est possible même que chez les Vertébrés, où le foie augmente en même temps que le rein diminue, que chez les Invertébrés, où le rein disparaît pendant que le foie devient énorme proportionnellement, il est possible, dis-je, qu'une grande partie de l'élimination, sinon la plus grande, se fasse par *biliation*. C'est-à-dire que si les uns des principes de la bile servent à la dissolution des aliments et sont résorbés partiellement, leur autre portion ou d'autres principes sont rejetés. L'étude des caractères organiques, en outre, montre que le parenchyme rénal diffère autant que le parenchyme pulmonaire de celui des glandes proprement dites; il a sa structure et sa texture spéciales, qui ne le rapprochent d'aucun des organes parenchymateux du même organisme : tels sont les tubes homogènes faciles à isoler les uns des autres et de leur épithélium.

§ XII. De ce que l'urètre et le pénis servent à deux fonctions, cela n'établit aucune confusion entre les appareils reproducteur et urinaire, pas plus qu'on ne peut confondre la fonction de la voix avec celle de la digestion ou de la respiration, par suite du concours des mâchoires, de la langue et du larynx à leur accomplissement. Un seul organe peut, en effet, concourir à former deux ou plusieurs appareils; et selon qu'il agit de telle ou telle façon, il concourt à l'accomplissement de deux ou plusieurs fonctions, parce qu'un organe peut remplir deux ou plusieurs USAGES. Il faut savoir, en effet, que la notion d'USAGE unique ou multiple est bien différente de celle de fonction, et se rattache à l'idée D'ORGANE exclusivement; comme celle de FONCTION se rapporte uniquement à l'idée D'APPAREIL. Les termes de *propriétés de tissu* et *propriétés vitales* ou *élémentaires*, sont spécialement réservés pour désigner le mode particulier d'activité des *tissus* et des *éléments;* ils se rapportent à la physiologie générale, et les premiers à la physiologie spéciale.

Ainsi on voit que, faute d'avoir une notion précise de l'*anatomie générale*, on omet dans tous les traités la *physiologie générale*, dont les notions indispensables se trouvent confondues avec celles d'*usage* et de *fonction*. Il en est résulté qu'on n'a pas, jusqu'à présent, pu se faire une idée nette de ce que c'est qu'une *fonction*, et de ce que c'est qu'un *appareil*, ni en quoi l'un et l'autre diffèrent essentiellement d'un *usage* et d'un *organe*, d'une *propriété* et d'un *système*, puis d'un *tissu*, etc. Par suite, on avait institué des fonctions qui se seraient accomplies sans appareil spécial, comme le fait de la nutrition, ou assimilation et désassimilation, etc.; et enfin de véritables fonctions, comme l'urination, sont restées, en réalité, encore à découvrir, puisqu'elles étaient confondues avec d'autres notions entièrement différentes.

§ XIII. C'est ainsi encore qu'on avait méconnu plusieurs des *appareils portes, vaisseaux portes*, ou de petite circulation. Il y en a un pour chaque fonction nutritive, et non pas seulement pour la digestion. Chacun présente à son tour comme annexe une des glandes vasculaires ou sans conduit excréteur qui jusqu'à présent n'ont été rattachées à rien. Déjà, par conséquent, cesse l'isolement apparent du mieux connu de ces appareils, isolement qui paraissait, à juste titre, si singulier. Déjà s'établit une relation entre eux et leurs fonctions, et comme conséquence, une relation entre l'existence des glandes vasculaires qui leur sont annexées, et leurs usages, si mystérieux en apparence. Ces appareils et les glandes annexées sont :

1° L'*appareil porte intestinal* ou *hépatique* qui a pour annexe la *rate*, que ses petites vésicules avec épithélium nucléaire rapprochent des autres glandes vasculaires, et dont le sang de retour est versé dans la veine porte. La rate a en outre un autre usage qui lui est spécial, celui de servir de *diverticulum*.

2° L'*appareil porte rénal*, qui n'a de vaisseau spécial que chez les Poissons, les Batraciens et les Reptiles, et même aussi chez les Oiseaux, si Jacobson a raison contre Meckel et Cuvier; tandis que chez les Mammifères la veine cave a *deux usages*, celui de porter le sang au cœur et de le rapporter par reflux au rein, en jouant alors le rôle de *veine porte rénale* indirecte. Cet appareil porte rénal ne pouvait être reconnu avant les découvertes de M. Cl. Bernard sur ce reflux du sang vers le rein. Si Jacobson a tort d'admettre une veine porte spéciale chez les Oiseaux, et par suite chez tous les Ovipares, il est probable que leur veine cave forme aussi, dans une partie de sa longueur, une *veine porte rénale* comme chez les Mammifères. Les *capsules surrénales* et organes analogues, qui accompagnent toujours le rein, sont les glandes vasculaires annexées à cet appareil porte, et le sang qui en vient est nécessairement reporté dans le rein, puisqu'il tombe dans ses *vaisseaux portes*.

3° L'*appareil porte pulmonaire*, ou petite circulation proprement dite, qui a les caractères généraux des précédents chez les Mollusques céphalés et acéphales, et qui présente une plus grande complication chez les Céphalopodes et Vertébrés, par interposition du cœur droit entre les veines caves supérieures et l'artère pulmonaire ou branchiale, mais qui ne porte toujours que du sang noir vers le poumon, et, comme les autres, du sang modifié vers le cœur artériel. Il a le *thymus* et la *thyroïde* pour glandes annexées, organes dont le sang de retour arrive aussi nécessairement au poumon seul, puisque, tombant dans la veine cave supérieure ou ses aboutissants, il va à l'oreillette, puis au ventricule droits, et puisque M. Cl. Bernard a montré que le sang qui tombe de cette veine ne reflue pas dans la veine cave inférieure.

4° Les *vaisseaux lymphatiques*, qui sont en quelque sorte un *appareil porte* pour l'appareil circulatoire général, et dans lequel, comme pour les autres appareils portes, le liquide marche des extrémités vers le cœur, par *vis à tergo*, par trop-plein. Cet appareil ne se jette par un long détour dans les veines sous-clavières que chez les animaux dont le sang reflue vers le rein par la veine cave inférieure, ce qui aurait conduit à l'expulsion du chyle par les urines, tandis que chez ceux qui ont une veine porte rénale spéciale, il se jette dans la veine cave inférieure, presque immédiatement au-dessus du rein. L'appareil porte lymphatique a pour glandes vasculaires les ganglions ou *glandes lymphatiques*, dont le produit retombe dans le courant, et va nécessairement au sang.

Toutes ces glandes versent sans doute chacune un produit, un principe immédiat spécial dans le sang porté à l'organe principal auquel elles sont annexées, par sa veine porte, de la même manière que le foie (ayant ainsi deux usages) verse du sucre par les veines sus-hépatiques dans la veine cave inférieure, qui est, chez les Mammifères, système porte alternativement et pour le rein et pour le cœur. Ce n'est sans doute pas dans le sang que se forment tous les principes spéciaux qu'on y trouve. De même que le sang qui entre dans le foie n'a pas le sucre que contient le sang qui en sort, de même aussi l'on trouvera que c'est au tissu des glandes vasculaires qu'il faut rapporter la formation des principes qu'on découvrira certainement dans leur sang de retour, et qu'elles y ont versé comme le foie verse du sucre.

§ XIV. Je ne m'arrêterai pas à parler des appareils de la vie animale qui sont mieux connus; seulement, si l'espace ne me manquait, j'extrairais encore d'un autre ouvrage la démonstration de ce fait : que chacun des ordres d'appareils et de fonctions des 3° et 4° tableaux se rattache, vers l'autre extrémité de l'anatomie, à l'une des PROPRIÉTÉS VITALES primordiales, tant végétatives qu'animales, d'une des espèces d'éléments fondamentaux : la *locomotion* à la contractilité de la fibre musculaire; la *sensibilité générale* et la *sensibilité spéciale* à celle des tubes nerveux; la *nutrition* à la propriété chimique de *combinaison* facile des éléments anatomiques avec les corps qui arrivent jusqu'à eux; l'*urination* au fait chimique correspondant, mais inverse, de *décombinaison* ou *décomposition* facile; la *respiration* à l'un et à l'autre de ces deux actes dont l'ensemble caractérise la vie; la circulation aux propriétés mécaniques des éléments et des liquides. Quant aux PROPRIÉTÉS DE TISSU, *absorption* et *sécrétion*, elles se rattachent aux faits physiques plus simples d'endosmose et d'exosmose, en vertu desquels pénètrent les matériaux qui doivent se combiner, et sortent ceux de désassimilation, modifiés par les deux actes de la nutrition. Dans les deux branches extrêmes de l'anatomie se trouvent les faits capitaux de la physiologie, mais avec un caractère différent, général ici, spécial ailleurs. Ils se retrouvent en corrélation encore l'un avec l'autre, différant seulement par plus de complication; les autres branches sont intermédiaires, établissent simplement liaison entre les extrêmes, par complication croissante des objets qu'on y étudie. Voilà quelques uns des faits que vient dévoiler l'étude des appareils. Quant aux organes, je ne peux faire sentir, faute de place, combien leur histoire est simplifiée, quand on cesse d'y mêler partie des considérations propres aux systèmes, partie de celles appartenant aux appareils.

§ XV. L'histoire des systèmes, tissus et humeurs, ainsi faite, met aussi en évidence nombre de faits nouveaux que leur quantité même m'empêche de signaler. A ceux qui objecteraient qu'il est trop singulier de dire l'*anatomie des humeurs, de l'urine, du sang*, etc., pour admettre que leur description doit faire partie de l'anatomie, et que c'est à la chimie qu'elle appartient, je répondrai avec Boerhaave, comme moindre argument :

« ANATOMIA ipsa dividitur in DUAS PARTES :

» I. Vel detegit illa artificiosa sectio PARTES in toto corpore FIRMAS, ET COHÆRENTES, quæ » vocabulo usu recepto nunc vocantur *solidæ* (sed minus apto vocabulo, *fluidorum* enim » *partes* etiam sunt *solidæ*); invenitve PARTES quas magnus HIPPOCRATES τὰ ἴσχοντα : hoc » est CONTINENTIA, id est *partes continentes* et *coercentes*, vocavit.

» II. Vel in nostro corpore deteguntur per anatomiam PARTES FLUIDÆ quæ vocantur » Latinis HUMORES, et hodie vocabulo minus romano, *liquida* seu *fluida*, et HIPPOCRATI τὰ » ενισχομενα, ut optime FOESIUS emendavit, id est, *intus contenta*. Hisce addidit HIPPOCRATES » τὸ ενορμοῦν, seu *impetum faciens*. Ergo TOTA ANATOMIA pro diversitate harum DUARUM PAR- » TIUM detectarum, etiam se ipsam distribuit. Consilia igitur, circa hoc studium erunt, » quo modo discamus cognoscere τὰ ἴσχοντα, tunc quo modo τὰ ενισχομενα. » (H. Boerhaave, *Methodus studii medici*, Amstelædami, 1751; in-4°, vol. I, p. 244.)

§ XVI. Les faits mis en évidence sont principalement nets et nombreux dans l'histoire des principes immédiats et des éléments. Je signalerai l'institution de l'étude anatomique des *principes immédiats* (10ᵉ tableau) partagés eux-mêmes en trois groupes, comme subdivision d'une des branches de l'anatomie, dont un ouvrage d'anatomie générale pourra seul faire ressortir suffisamment le caractère vraiment anatomique, distinct, de leur étude chimique proprement dite : c'est là un fait capital, qui, de même que beaucoup d'autres de ces tableaux, nécessiterait de longs détails donnés ailleurs. Ce fait est capital et en même temps difficile à bien saisir immédiatement, parce que cette subdivision, placée sur les confins de l'anatomie et de la chimie, comme pour empêcher un passage trop brusque de l'une à l'autre de ces sciences, est considérée comme purement chimique, aussi bien et plus même par les physiologistes que par les chimistes. Pour quiconque pourtant a pris la peine d'en débrouiller les détails et de les approfondir, son caractère est tellement anatomique, que je ne saurais trop insister sur ces observations, que n'ont fait que confirmer les recherches déterminées par l'exécution même du livre qui en traite, et aussi par les objections qui m'ont été faites depuis que j'en ai exposé le plan général (*Du microscope*, 1849, préface, p. xx à xxxiii). Cette étude a eu pour résultat de conduire à donner le théorème statique de la vie ou de l'*organisation*, dont M. de Blainville a depuis longtemps donné le théorème dynamique, par cette formule : *Double mouvement continu de combinaison et de décombinaison que présentent les éléments anatomiques des corps organisés ;* seule propriété, seul fait qui soit absolument commun à tous. La formule anatomique correspondante ne pouvait être trouvée que par l'étude des *principes immédiats* faite pour chacun au même titre que celle d'un muscle ou d'un os. Or le seul fait anatomique qui soit absolument commun à tous les êtres vivants, c'est *l'état généralement demi-solide ou fluide de la substance de leurs éléments, formée par dissolution réciproque et complexe de principes immédiats très nombreux, les uns à l'aide des autres* (*voy.* 10e tableau). Hors de cet état, il n'y a pas de vie, toute combinaison trop stable l'arrête; ce fait anatomique domine et régit les caractères anatomiques de toutes les autres parties du corps, éléments, humeurs, tissus, etc....

La connaissance des principes immédiats et de leur mode d'union réciproque permet de décrire : HÆC MATERIES CORPORIS NONDUM AB ANATOMICIS DESCRIPTA (Boerhaave). Nous pouvons alors poursuivre cette matière si complexe, ici formant des gouttes huileuses, là prenant forme de granulations moléculaires, colorées ou non ; ici de substance homogène, disposée elle-même tantôt en masse, unissant ensemble des granulations comme dans les corpuscules ganglionnaires, etc.; tantôt formant des membranes amorphes, comme la capsule du cristallin, comme la paroi des vésicules adipeuses, celle de différents tubes, etc., etc.; tantôt formant la masse d'une cellule, ou son noyau, ou des fibres les plus diverses, et partout, dans chacun de ces points, présentant quelques différences que montrent l'observation anatomique et celle des phénomènes de nutrition. Alors l'analyse de l'organisme et de ses phénomènes se trouve portée à un degré de profondeur et de netteté qui élève l'esprit en l'amenant à pouvoir envisager les phénomènes les plus compliqués, parce que les actes en apparence les plus absolument régis par les entités encore admises, il les trouve toujours en relation constante et intime avec des conditions anatomiques qui en permettent l'accomplissement.

A ceux qui diraient : ce n'est pas non plus de l'anatomie que l'histoire des principes immédiats, mais de la chimie, on peut répondre avec Boerhaave, dont les *Consilia anatomica* ne sauraient trop être lus, lorsqu'on se place à un point de vue suffisamment élevé et général, auquel il n'hésitait pas à se placer, quoiqu'il s'adressât aux commençants, et sans doute précisément à cause de cela :

« Ut addiscat tiro quam felicissime harum firmarum partium totam naturam, OPPORTET » UT PRIUS COGNOSCAT ILLAS PARTES EX QUIBUS MINIMIS OMNES COMPONUNTUR MAJORES, et IN » QUAS RURSUS RESOLVUNTUR CORPORA.... Sunt ergo quædam PARTES PRIMÆ MINIMÆ, quæ » NOSTRAS PARTES FIRMAS CONSTITUUNT : nam PARS SENSIBILIS nobis in corpore NON EST UNICA » PARS, SED PLURES AGGREGATÆ PARTES ; *has ergo cognoscere debemus ut naturam partis* » *cognoscamus*..... Donec ad ultimum vas perveniamus quod habet membranam, non ex

» vasis jam amplius (aliter enim non esset ultimum vas), sed ex fibris compositam, quæ ergo » fibræ, ultimam membranam constituentes, non sunt cavæ, aliter essent vasa, SED MERA » FILAMENTA SOLIDA. Hæ vero fibræ CONSTANT EX MERIS PARTIBUS solidis minimis, exiguis, » simplicissimis, terrestribus..... Hinc ergo tuto concludimus ultima corpora, ex *quibus* » majores nostræ partes constant, ESSE CORPORA VALDE PARVA, satis inter se similia, ELE- » MENTA CORPORIS. » D'après ce qui précède, on peut appeler MÉROLOGIE (*merus*, pur, sans mélange, de μειρω) la dernière partie de l'anatomie comprenant l'histoire des parties constituantes du corps, tant *éléments anatomiques* que *principes immédiats*. Quoique Boerhaave ne distingue pas toujours très nettement ce qu'il dit des fibres et des *partes terrestres ex quibus constant*, quoiqu'il applique quelquefois aux unes et aux autres l'expression de *partes elementares* ou d'*elementa corporis*, on ne peut douter, d'après ce qu'il dit et d'après ses expériences, qu'il n'en sût faire la distinction. Les phrases suivantes le prouvent et font sentir on ne peut plus clairement la différence qu'on établit actuellement entre un ÉLÉMENT ANATOMIQUE et un PRINCIPE IMMÉDIAT : *Est* FIBRA *minima partium firmarum, quæ non potest* ULTERIUS RESOLVI, *nisi in elementa modo descripta... Ergo minimum vas constat ex minimâ membranâ, quæ ex* MINIMIS FIBRIS SIT, *quæ fibræ ex* MERA TERRA CONSTANT. Boerhaave, n'ayant que l'eau bouillante et la combustion pour effectuer les analyses par lesquelles il arrive à ces résultats, on ne doit pas s'étonner de ne lui voir trouver aucun autre principe immédiat que les sels terreux. (*Voy.* Boerhaave, *loc. cit.*, 1751, p. 245-248.)

§ XVII. L'histoire des éléments anatomiques tant normaux que morbides, et des propriétés vitales qui leur correspondent, étant bien plus organique encore, ne prête pas autant à discussion. Mais encore elle n'a pu être établie rationnellement qu'après la détermination nette de la nature des spermatozoïdes et des grains de pollen. Celle-ci ne pouvait être faite, du reste, qu'après que les embryogénistes eurent déterminé le mode de multiplication des cellules embryonnaires et des plantes ; puis il fallait déterminer quels sont les éléments définitifs des tissus qui naissent par *métamorphose* des cellules embryonnaires (éléments des végétaux et éléments des *produits* animaux) ; quels sont ceux qui naissent par formation de toutes pièces; par génération nouvelle, se *substituant* aux cellules embryonnaires ou transitoires qui se dissolvent et ne se métamorphosent pas (fibres musculaires, cellulaires, tubes nerveux, etc.). Cela fait, il a été possible d'établir une distinction nette entre les végétaux et les animaux d'organisation aussi simple que celle d'un élément anatomique pris isolément; seuls êtres considérés encore quelquefois comme étant autant animal que végétal, ou intermédiaires; distinction que j'ai exposée à la Société de Biologie. Toutes ces déterminations étaient à leur tour nécessaires pour faire ce plan d'anatomie, et se prêtaient mutuellement appui. Ce n'est même qu'après avoir établi le plan des deux parties extrêmes de l'anatomie, corps en général et parties constituantes, tant principes qu'éléments anatomiques, qu'il m'a été possible de reconnaître la liaison de toutes les autres branches, qui sont intermédiaires.

§ XVIII. Lorsque maintenant, partant de là, on jette les yeux sur l'ensemble des êtres organisés, en voyant cette vaste série d'applications qui se déroulent successivement, répandant partout la coordination et la brièveté là où il n'y a encore que confusion et longueurs inaccessibles aux esprits les plus énergiques à l'étude, on ne peut alors s'empêcher de reconnaître que cette science qu'on croit être épuisée commence à peine à pouvoir être abordée d'une manière rationnelle, c'est-à-dire, dans son entier.

Si, comparant la multitude d'écrits paraissant chaque jour sur toute espèce de sujets, qu'on ne saurait à quelle partie de la science rattacher; si, dis-je, on les compare sérieusement et historiquement à la foule non moins considérable d'écrits publiés par les alchimistes et par les chercheurs du XVIIe siècle, sur l'urine, le sang, la bile, ou une foule de sujets inorganiques ne se rattachant encore à aucune partie de la chimie, on ne peut s'empêcher non plus d'admettre que nous en sommes encore à peu près au point où alors en était la chimie. Ici on traite des tissus, sans avoir déterminé les éléments organiques qui les composent, comme on traitait des sels sans connaître leurs éléments; là on s'occupe d'un élément sans avoir déterminé combien il y en a d'espèces, au moins approximativement, ni quels sont ceux qui lui ressemblent ou en diffèrent. Aussi voit-on encore parler de la métamorphose, de la transmutation, du passage d'un élément à un autre, d'une cellule à une fibre, d'une fibre à une autre, comme on cherchait la transmutation des métaux à l'époque où l'on croyait que les divers métaux n'étaient que des formes diverses d'une substance unique. Il est inutile de revenir sur le fait de la SUBSTITUTION de toutes pièces des éléments anatomiques définitifs, tels que fibres et tubes, aux *cellules embryonnaires* ou *éléments temporaires*, et sur la non-réalité de la *métamorphose* de celles-ci, sauf pour les épithéliums, pigments, ongles et autres PRODUITS animaux, sauf encore pour tous les éléments anatomiques des plantes. Au lieu de reconnaître ce qu'ont démontré et l'observation et l'expérience: qu'il y a plusieurs espèces distinctes d'éléments qui se réunissent pour former des tissus aussi divers que les nôtres, on cherche encore à montrer qu'un seul élément, *la cellule*, dont on fait un type abstrait, peut se métamorphoser, se transformer en toute espèce d'éléments, sans distinction de *constituants* et de *produits*(1); absolument comme les alchimistes cherchaient à prouver que les diverses substances métalliques étaient des formes d'une substance unique. Cette idée est fausse, mais non pas absurde, et l'expérience a montré *à posteriori*, comme en chimie, mais bien plus vite, grâce aux progrès de celle-ci même, et de la physique, qu'il y a plusieurs espèces d'éléments anatomiques, comme il y a plusieurs éléments chimiques, plus modifiables qu'eux, suivant les diverses circonstances où ils sont placés, mais pas davantage transmutables. Loin de trouver beaucoup plus d'éléments organiques que d'éléments chimiques, ainsi qu'on est porté à le penser d'abord, l'étude montre que le nombre des premiers ne s'éloigne pas autant qu'on le pourrait croire de celui des seconds.

Voilà, d'une manière générale, quelques uns des faits principaux que démontrent et l'histoire de la science et la science elle-même; faits dont les détails si intéressants, surtout quand on aborde l'étude de la pathologie, trouvent un nombre considérable d'applications. Mais leur utilité se trouve nulle quand on ne peut rattacher ceux qui sont simples, comme les altérations de nutrition (ulcération, etc.), comme celles d'une fibre ou d'une cellule, à ceux qui sont compliqués, comme l'altération de l'appareil dont elles font partie, en passant, par les modifications correspondantes qu'elles déterminent, dans le tissu ou dans les humeurs, les systèmes et les organes, intermédiaires entre l'élément et l'appareil.

(1) Voy. *Du microscope et des injections*. Paris, 1849, Préface, p. XXXV, et IIe partie, 2e section.

TABLE.

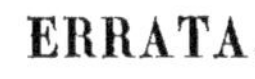

ERRATA.

3e Tableau. 1. Appareil digestif. 6° *Ajoutez :* Appareil cloacal des Vertébrés et des Invertébrés. Bourse de Fabricius chez les Oiseaux.

4e Tableau. 11. Appareil auditif. 3° *Au lieu de :* Oolithes, *lisez :* Otolithes.

4e Tableau. 17. Appareil spéciaux. *Ajoutez :* Appareils de la phosphorescence des insectes. Lampyres et Élatérides. 1° Cellules pleines de granulations jaunâtres. 2° Trachées nombreuses.

5e Tableau. 4. Viscères creux ; les *mots :* Gastro-vasculaires, Acalephes, *se rapportent à :* 1° Organes digestifs. *A* Viscères parenchymateux, *ajoutez :* Placenta.

5e Tableau. *Ajoutez :* 11. Ovologie (dans le sens étymologique). Description des œufs des animaux qui pondent ; comme des organes distincts. *a.* Œufs isolés. *b.* Œufs réunis en masses. 1°. *Nidamentum* ou substances, filaments et autres organes qui les réunissent. 2° *Œuf.* Sa structure. Coquille. Albumen. Jaune. Vitellus ou cicatricule.

6e Tableau. Le titre : C. Systèmes de produits *doit être placé avant :* 23. Système chitonéal, et *non après.*

TABLEAUX D'ANATOMIE

CONTENANT

L'EXPOSÉ DE TOUTES LES PARTIES A ÉTUDIER DANS L'ORGANISME DE L'HOMME ET DES ANIMAUX.

Par le Dr Charles ROBIN,

Professeur agrégé à la Faculté de médecine de Paris, docteur ès-sciences, des Sociétés de Biologie et Philomatique, de l'Académie de médecine de Stockholm, etc.

BIOLOGIE STATIQUE.

PREMIÈRE DIVISION. — ANATOMIE.

1re PARTIE DE L'ANATOMIE.

Du Corps en général.

DÉFINITION, comprenant les caractères qui le distinguent des corps bruts d'abord, puis des autres êtres végétaux et animaux.

A la notion de corps organisé correspond, comme attribut statique, l'idée d'**organisation**, et comme attribut dynamique l'idée de **vie** ou **vitalité**; comprenant trois modes, la végétalité, l'animalité et la sociabilité. Étudier sur chaque organisme successivement :

I. SES CARACTÈRES MATHÉMATIQUES.

1. NOMBRE.
2. SITUATION . . . . { Direction. / Symétrie.
3. ÉTENDUE ou DIMENSIONS { linéaires. / en surface. / cubiques ou volume.
4. FORME.
5. DURÉE.

II. SES CARACTÈRES PHYSIQUES.

1. ÉTAT, CONSISTANCE (conduisant à en connaître la *structure* [*structus*, bâti, construit, constitué] par des parties solides, demi-solides, liquides et gazeuses). HYGROMÉTRICITÉ.
2. ÉLASTICITÉ, SONORITÉ (Percussion, auscultation à l'état normal).
3. POIDS.
4. DENSITÉ, situation du centre de gravité.
5. TEMPÉRATURE.
6. COULEUR.

* Devant être envisagés quand il y a lieu dans leurs variations suivant :

1. LES SEXES.
2. LES AGES, comprenant { la naissance ou formation ; / le développement ou évolution, métamorphoses ; / la fin, mort ou terminaison.
3. LES RACES.
4. LES ESPÈCES.
5. LES ÉTATS ANOMAUX. { tératologiques ou naturels. / pathologiques ou accidentels.

* [*Les astérisques placés dans ce tableau et les suivants correspondent toujours au premier astérisque de même forme.*]

7. ÉLECTRICITÉ, PHOSPHORESCENCE.

III. SES CARACTÈRES CHIMIQUES, comprenant la détermination : *

1. DE L'ACTION CHIMIQUE des agents physiques (chaleur, lumière, électricité, etc.), *actions décomposantes*.
2. — CHIMIQUE des corps, simples ou composés, *actions de combinaisons* (*Etude de l'influence des réactifs*).
3. DE LA COMPOSITION IMMÉDIATE ou par des composés chimiques définis et des substances organiques (*principes immédiats*).
4. — MÉDIATE ou élémentaire (elle se déduit de la précédente).

IV. SES CARACTÈRES ORGANOLEPTIQUES (CHEVREUL). *

a. **Externes** . . . .
1. IMPRESSIONS TACTILES et actions des corps sur la peau.
2. ODEUR.
3. SAVEUR.

b. **Internes** . . . . 4. ACTION sur les éléments, tissus, etc., manifestée par un changement dans une ou plusieurs des fonctions.

V. SES CARACTÈRES ORGANIQUES. *

Leur étude conduit à acquérir la notion de tout ce qui le compose, lorsqu'on procède du composé au simple ou de l'étude du corps à celle de ses parties : *et vice versa*, là cesse toute notion de celles-ci quand on procède en sens inverse, du simple au composé ou de l'objectif au subjectif.

L'étude des caractères organiques du corps conduit à :

a. **Son analyse anatomique extérieure,** ou division en
1. TÊTE supportée par le
2. COU, reposant sur le
3. TRONC, auquel sont attachés les
4. MEMBRES, et terminé par la
5. QUEUE.

b. **Son analyse anatomique intérieure,** ou division en :
1. APPAREILS, constitués par des
2. ORGANES, distribués en
3. SYSTÈMES, formés par des
4. TISSUS, composés d'
5. ÉLÉMENTS ANATOMIQUES ou ORGANIQUES.

Ou vice versâ, à :

a. **Son analyse anatomique intérieure,** ou division en :
1. ÉLÉMENTS ORGANIQUES constituant les
2. TISSUS, formant les
3. SYSTÈMES, distribués en
4. ORGANES, composant les
5. APPAREILS.

b. **Son analyse anatomique extérieure,** ou division en :
1. TÊTE, supportée par le
2. COU, reposant sur le
3. TRONC, auquel sont attachés les
4. MEMBRES, et terminé par la
5. QUEUE.

Plusieurs des *parties extérieures* du corps peuvent manquer ou n'être que rudimentaires, comme la *queue* chez l'Homme et le Chimpanzé, les *membres* chez les Ophidiens, le *cou* chez les Crustacés et Arachnides, la *tête* chez les Mollusques acéphalés, les Rayonnés ; enfin chez les Spongiaires et beaucoup d'Infusoires, le corps n'est plus subdivisible en parties extérieures. Ce tableau est applicable à l'étude anatomique et physiologique des Végétaux comme à celle des animaux, surtout pour leur analyse anatomique intérieure ; leur analyse anatomique extérieure y démontre des parties externes, *tiges*, *branches*, et autres *organes*, correspondant à ceux des animaux, mais recevant des noms différents qui correspondent à leurs usages, structure, etc...

Plusieurs des *parties intérieures* du corps peuvent aussi manquer ou n'être que rudimentaires ; il y a des animaux et végétaux représentés par un seul élément anatomique, n'ayant par conséquent ni tissus, ni systèmes, etc. (*Amibes*, *Protococcus*, *Torula*, etc.). D'autres sont formés, au moins pendant un certain temps de leur vie, par plusieurs éléments réunis en tissus, sans organes ni appareils (*Spathidie ; Tremelles, etc.*). Beaucoup d'Infusoires (Enchélys, etc.), de larves de Rayonnés (larves d'Astéries, etc.) ont des organes (cils vibratils, etc.) avant d'avoir un appareil proprement dit, même digestif. Ils se nourrissent, comme les éléments anatomiques, par endosmose et exosmose à leur surface. Enfin les autres animaux ont un ou plusieurs appareils, l'appareil digestif seul d'abord (vorticelles, vaginicoles, hydres, etc.), puis reproducteur, locomoteur, etc. Ce plan peut et doit être suivi alternativement, du simple au composé, c'est-à-dire des éléments, tissus, etc., aux parties extérieures, puis au corps entier, ou du composé au simple, du subjectif à l'objectif, tel qu'il est tracé ici.

A chaque partie ou subdivision statique ci-dessus se rattache une partie dynamique corrélative, formant autant de branches de la physiologie, correspondant à celles de l'anatomie. Pour compléter le plan de la physiologie, il faut ajouter à ces divisions l'étude des **résultats**, tels que production de chaleur, électricité, etc.

L'embryogénie est une science formée par l'étude faite à part, 1° du corps, et de ses parties extérieures, 2° de chacune de ses parties intérieures dans leurs modifications successives, suivant les âges (naissance ou formation, développement ou évolution) ; elle est maintenant assez avancée pour être fondue dans le reste de l'anatomie (de la physiologie correspondante) et y reprendre la place naturelle dont on la retire par le seul besoin des études spéciales et aussi par vice de méthode.

Paris. Imprimerie de L. MARTINET, rue Mignon, 2.

TABLEAUX D'ANATOMIE

CONTENANT

L'EXPOSÉ DE TOUTES LES PARTIES A ÉTUDIER DANS L'ORGANISME DE L'HOMME ET DES ANIMAUX.

Par le D. Charles ROBIN,

Professeur agrégé à la Faculté de médecine de Paris, docteur ès-sciences, des Sociétés de Biologie et Philomatique, de l'Académie de médecine de Stockholm, etc.

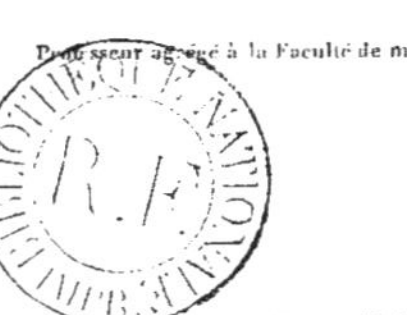

BIOLOGIE STATIQUE.

PREMIÈRE DIVISION. — ANATOMIE.

1re PARTIE (SUITE).

Des parties extérieures ou externes du Corps.

DÉFINITION. — (A la notion de partie extérieure correspond, comme attribut statique, l'idée d'**organisation spéciale**, et comme attribut dynamique l'idée d'*actions spéciales* plus ou moins variées en rapport avec la végétalité, animalité et sociabilité.)

1. La tête,
2. Le cou,
3. Le tronc,
4. Les membres, ou appendices locomoteurs et générateurs,
5. La queue.

Quand ils existent, leur étude commence par leur définition, ou exposé des caractères qui leur sont propres, et les distinguent des autres parties du corps; puis ils doivent être étudiés successivement sous le rapport :

I. De leurs CARACTÈRES MATHÉMATIQUES *, de nombre, situation, forme, volume, etc.;

II. De leurs CARACTÈRES PHYSIQUES *, de consistance, sonorité, etc.;

III et IV. De leurs CARACTÈRES CHIMIQUES et ORGANOLEPTIQUES *, lorsque ceux-ci présentent quelques particularités que ne comprend pas la même étude faite pour le corps entier;

V. De leurs CARACTÈRES ORGANIQUES ou BIOLOGIQUES *. — Ici cesse la notion de *corps* et commence celle d'*appareil*, ou *vice versa*.

L'étude de ces caractères organiques conduit à la subdivision de chacune des parties extérieures en

RÉGIONS {
principales, seules indiquées ici.
secondaires, présentant des orifices (bouches, anus, orifices glandulaires, etc.), des appendices (antennes, tentacules, cornes, poils, houppes, cirrhes, etc.), des saillies (mamelles, bosses, replis cutanés, etc.), dépressions (fos-

RÉGIONS cules, cornes, poils, houppes, cirrhes, etc.), des saillies (mamelles, bosses, replis cutanés, etc.), dépressions (ro-settes, poches, ponctuations, etc.), variant beaucoup dans chaque classe, ordre, genre et espèce d'animaux.

1. LA TÊTE * ou extrémité céphalique se subdivise en

A. **Région supérieure** ou crânienne. { Voûte du crâne. Parois latérales.

B. **Région antérieure** ou inférieure ou face { Front. Figure ou visage, museau, bec, trompe, ventouse, bouche, etc.

C. **Régions latérales**, des joues, des oreilles, massétérine, etc., souvent fondues avec les précédentes.

D. **Région postérieure**, adhérente, occipitale, etc., base du crâne, souvent fondue avec les précédentes.

2. LE COU * se subdivise en

A. **Région** ou bord antérieur, inférieur ou trachélien.

B. **Région** ou bord postérieur, supérieur ou cervical, cervico-dorsal, etc.

C. **Régions** ou bords ou faces latérales, jugulaires, etc.

3. LE TRONC *. Il se subdivise chez les Vertébrés et Annelés en

A. **Thorax**, torse, poitrine, buste, présentant { une face antérieure ou poitrine, thorax. une face postérieure ou dos*. deux faces latérales ou côtés, ou des côtes.

B. **Abdomen**, queue des crustacés, pied des mollusques, etc., présentant { une face antérieure ou ventre. une face postérieure lombaire ou dorsale. deux faces latérales ou flancs.

C. **Bassin** ou pelvis, présentant { une face antérieure ou inférieure, pubienne ou du pubis. une face postérieure, dorsale, de la croupe ou des fesses, etc. deux faces latérales ou des hanches. l'extrémité postérieure anale, ou caudale.

4. MEMBRES ou appendices locomoteurs *. Ils se subdivisent chez les animaux pairs en

A. **Membres supérieurs**, antérieurs ou de devant (ailes, etc.).

a. Épaule. } articulation de l'épaule.
b. Bras. } articulation du coude ou pli du bras.
c. Avant-bras. } *c'.* Canon et paturon (*art. interméd.*) articulation du poignet.
d. Main, pattes, nageoires, etc.
d'. Doigts, articles, crochets, (articulations), sabots.

B. **Membres inférieurs**, postérieurs, de derrière, etc. (pattes des articulés?)

a. Hanche. } articulation de la cuisse.
b. Cuisse. } articulation du genou.
c. Jambe } *c'.* Canon et paturon (*articulations intermédiaires*). articulation du cou-de-pied.
d. Pied, pattes, nageoires, etc.
d'. Doigts, articles, crochets, rames (articulations), ongles, sabots, etc.

5. QUEUE *. Elle se subdivise en tronçon, base et sommet ou pointe.

6. MEMBRE VIRIL et parties génitales externes ou leurs orifices quand elles sont internes* { mâles. femelles. } Elles varient beaucoup dans chaque espèce.

Les appareils ou portions d'appareils en lesquels se subdivise chaque partie extérieure du corps, sont assez connues pour qu'il soit inutile d'en faire l'énumération, ou en sens inverse, d'indiquer de quelle manière les subdivisions des différents appareils constituent les membres, le tronc, etc., par leur réunion.

Paris. Imprimerie de L. MARTINET, rue Mignon, 2.

TABLEAUX D'ANATOMIE

CONTENANT

L'EXPOSÉ DE TOUTES LES PARTIES A ÉTUDIER DANS L'ORGANISME DE L'HOMME ET DES ANIMAUX.

Par le Dr Charles ROBIN,

Professeur agrégé à la Faculté de médecine de Paris, docteur ès-sciences, des Sociétés de Biologie et Philomatique, de l'Académie de médecine de Stockholm, etc.

Deuxième partie.

Des parties intérieures ou internes du corps.

DÉFINITION. (Exposé des caractères généraux qui les distinguent des autres parties du corps.)

1. APPAREILS. — DÉFINITION. Parties du corps formées par la réunion d'organes divers qui, par leur disposition réciproque et leur agencement constituent un tout unique, dont l'ensemble diffère de toutes les autres parties ; ou, *vice versa*, réunion d'organes divers qui, par leur disposition réciproque et leur agencement, constituent un tout unique et coordonné, différant par son ensemble des autres parties qui constituent le corps. — A la notion d'appareil correspond comme attribut statique l'idée d'agencement spécial et disposition corrélative avec continuité médiate ou immédiate d'organes très divers, et comme attribut dynamique l'idée de FONCTION. (En raison de la multiplicité des usages de chaque organe, on n'arrive à donner la détermination anatomique précise d'un appareil et des organes qui concourent réellement à le former que par l'étude de la fonction qu'il remplit.)

** *En étudier quand il y a lieu les caractères.*
- I. MATHÉMATIQUES*.
- II. PHYSIQUES*.
- III. CHIMIQUES*.
- IV. ORGANOLEPTIQUES*.
- V. ORGANIQUES*.

A l'étude de ce dernier ordre de caractères cesse la notion de parties extérieures du corps et commence celle d'organes, ou *vice versa*.

Les appareils à étudier sont :

A. **Appareils de la vie végétative** (communs aux végétaux et aux animaux).

a. APPAREILS DE NUTRITION (d'où conservation de l'individu).

1. APPAREIL DIGESTIF**.

L'étude de ses caractères organiques (et il en est de même pour tous les appareils) fait reconnaître qu'au plus haut degré de complication il est constitué par divers appareils secondaires, dont chacun n'est souvent formé que par un seul organe ; leur énumération tiendra lieu de l'exposé de la subdivision de chaque appareil en organes. Ces appareils secondaires sont :

α. Principaux.
- 1° *Appareil de préhension* (mains, pinces, lèvres, trompes).
- 2° — *buccal*, masticateur, du venin, de succion, becs.
- 3° — *pharyngo-œsophagien* ou de déglutition.
- 4° — *stomacal* ou digestif proprement dit.
- 5° — *des intestins grêles* ou d'absorption.
- 6° — *des gros intestins* ou de déjection intestinale.

β Accessoires.
- 7° *Appareils salivaires* et glandulaires œsophagiens (organe œsophago-cardiaque des Sélaciens). Glandes anales.
- 8° — *bilio-pancréatique* ou du foie et du pancréas.
- 9° — *péritonéal et épiploïque*.
- 10° — *de protection* ou des parois de la cavité abdominale.

γ. *Appareils gastro-vasculaires* des Acalèphes et cavité du corps des Zoanthaires.

2. **Appareil respiratoire****. — Il est constitué par des appareils secondaires.

1° Conduit aérien (fosses nasales et pharynx, ou bouche, orifices branchiaux et operculaires, évent des Sélaciens, etc.) et larynx, trachée, bronches, ou stigmates des Articulés, etc.

2° Poumons ou branchies, trachées des Articulés, etc.

3° Appareil squeletto-musculaire inspirateur et expirateur, d'introduction et sortie de l'eau, de locomotion des branchies, etc.

4° Chez l'embryon et le fœtus, l'un et l'autre des deux appareils précédents est en quelque sorte remplacé par l'*appareil allantoïdien*, devenant *placentaire* sur plusieurs animaux, ou le placenta vitellin chez quelques Poissons; le vitellus seulement chez d'autres animaux.

3. **Appareil urinaire****. — Il est constitué par des appareils secondaires. — En étudier :

1° Le rein, appareil de production des urines.

2° Bassinets, uretères, conduits excréteurs.

3° Vessie urinaire ou réservoir.

4° Urètre ou conduit de déjection, appareils musculaires et glandulaires annexés.

4. **Appareil circulatoire** ou vasculaire**. — Il est constitué par des appareils secondaires.

α. De grande circulation ou de connexion entre les organes en général :
- 1° *Cœur* ou centre circulatoire.
- 2° Son organe de protection, *péricarde*, etc.
- 3° *Artères* ou vaisseaux efférents.
- 4° *Veines*, ou vaisseaux afférents.

β. De petite circulation ou de connexion entre les appareils précédents ou vaisseaux portes :
- 5° *Appareil de la veine-porte intestinale*, entéro-hépatique.
- 6° *Appareil porte pulmonaire* ou *branchial*, *vaisseaux pulmonaires*, petite circulation proprement dite.
- 7° *Appareil porte rénal*, *de la veine porte rénale*, ou vaisseaux du train postérieur portant le sang au rein directement (Poissons, Batraciens, Reptiles), indirectement (Oiseaux; Mammifères).
- 8° *Appareil lymphatique*, des vaisseaux blancs, ou des chylifères et lymphatiques.

γ. Sécréteurs sans doute de quelques principes immédiats spéciaux, d'où modificateurs du sang, annexés chacun à l'un des appareils porte :
- 9° *Rate*, pour l'appareil porte intestinal, ou mieux, hépatique, entéro-hépatique.
- 10° *Thyroïde et thymus*, pour l'appareil porte pulmonaire.
- 11° *Capsules surrénales*, pour l'appareil porte rénal.
- 12° *Glandes* ou *ganglions lymphatiques* pour l'appareil lymphatique, ou appareil porte circulatoire.

δ. De circulation embryonnaire et fœtale :
- 13° *Appareil vasculaire vitellin*, ou omphalo-mésentérique.
- 14° *Appareil vasculaire allantoïdien*, ou placentaire.

ε. *Appareils circulatoires spéciaux* (Des tentacules locomoteurs ou ambulacres des Echinodermes, etc).

5. **Appareil ou corps de Wolff** (appareil embryonnaire, transitoire, appareil de la vie végétative de l'embryon)**. — Il est constitué par des appareils secondaires.

1° Appareil glandulaire ou corps glandulaire.

2° Appareil ou conduits excréteurs.

Une partie de l'un ou de l'autre ou de tous les deux persiste durant toute la vie de l'individu; ces restes ont grandi à peu près comme les autres organes, sont devenus visibles à l'œil nu. L'autre partie s'est atrophiée.

b. APPAREIL DE LA VIE DE REPRODUCTION ou de la génération (perpétuation des individus, d'où conservation de l'espèce).

6. **Appareil générateur**, génital ou sexuel mâle**. — Il se subdivise aussi en appareils secondaires.

1° *Appareil testiculaire*, séminal ou spermagène (ovules mâles, d'où spermatozoïdes).

2° *Appareils excréteur* et *d'accumulation*, ou conduits déférents, vésicules séminales et glandes annexées.

3° *Appareil du coït*; pénis ou verge, corps caverneux; armures génitales des Articulés, spicules des Helminthes; glandes ano-périnéales et préputiales, etc.

4° *Appareil d'expulsion* ou *éjaculateur* et de transmission, urètre et glandes annexées (prostates, glandes de Cowper, glandes diverses des Articulés, etc.)

7. **Appareil générateur**, génital ou sexuel femelle**. — Il se subdivise en appareils secondaires.

1° *Appareil ovarien*, ovigène ou de l'ovaire (ovules femelles, d'où cellules embryonnaires et embryon).

2° *Appareil vecteur* ou de gestation, trompes, oviductes, utérus et glandes annexées.

3° *Appareil* ou *conduit vulvo-vaginal* ou du coït, d'accouplement et parturition; glandes annexées (glande vulvo-vaginale, etc.; glandes très variées des Articulés, Mollusques; glandes vulvaires, etc.).

4° *Appareils pour construire dans un but de protection de l'œuf* ou des petits (trop divers dans chaque classe pour être indiqués ici).

Au fur et mesure de la simplification de l'organisme quelques uns des appareils secondaires disparaissent, puis quelques uns des appareils principaux, circulatoire et urinaire d'abord, puis respiratoire, et chez les êtres réduits au même degré de simplicité que les éléments anatomiques et tissus des êtres plus compliqués, la reproduction a lieu par un œuf se formant dans les tissus, sans appareil spécial (Hydre, etc.); ou sans ovules, par segmentation, gemmation (Infusoires, etc.), comme le font les éléments anatomiques qui conservent pendant toute leur durée l'état de *cellule* (éléments de forme végétative ou embryonnaire). D'où : *Omne vivum ex vivo* (Aug. Comte), et non *Omne vivum ex ovo* (Harvey).

A Paris, chez J.-B. Baillière, libraire, rue Hautefeuille, 19.

Paris. Imprimerie de L. Martinet, rue Mignon, 2.

TABLEAUX D'ANATOMIE

CONTENANT

L'EXPOSÉ DE TOUTES LES PARTIES A ÉTUDIER DANS L'ORGANISME DE L'HOMME ET DES ANIMAUX.

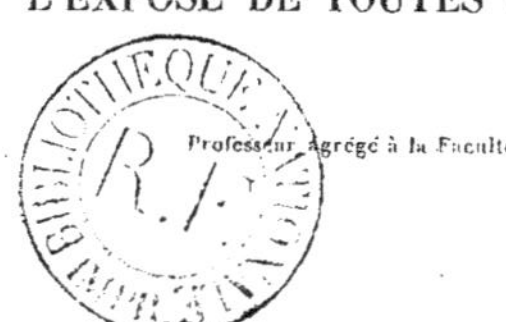

Par le Dr Charles ROBIN.

Professeur agrégé à la Faculté de médecine de Paris, docteur ès-sciences, des Sociétés de Biologie et Philomatique, de l'Académie de médecine de Stockholm, etc.

Deuxième partie (suite).

B. **Appareils de la vie animale** (exclusivement propres aux animaux).

a. APPAREILS DE LA VIE DE RELATION proprement dite, ou de la vie animale externe (appareils d'impression et expression, d'où relation réciproque entre l'objet et le sujet).

a'. APPAREILS DES SENSATIONS ou des sens (chacun a 1° des organes extérieurs ou d'*impression* [organes des sens]; 2° des organes intérieurs ou de *transmission* [nerfs sensitifs]).

α. APPAREILS PHYSIQUES.

8. APPAREIL TACTILE** (physique, immédiat; divisé en sensitif externe général (ou du tact), et spécial (ou du toucher), appareil tégumentaire externe ou cutané. Il est constitué par plusieurs appareils secondaires.

1° *La peau* (derme, épiderme, pigments). *Tentacules* d'espèces très diverses.
2° *Les glandes sébacées* (simples ou composées). Tubes mucipares.
3° *Les follicules* sudoripares? et odorifères (glandes chez quelque animaux).
4° *Les appareils pileux* (follicule, bulbe, glandes, poil). Ecailles, etc. } Phanères.
5° — *onguéaux et cornés* (matrice, ongle ou corne). Piquants. } Phanères.
6° — *nerfs sensitifs* et corps de Pacini.

9. APPAREIL TUBULO-TACTILE DES POISSONS SÉLACIENS**.

1° *Appareils centraux ou communs.*
2° *Leurs nerfs.*
3° *Tubes*, leurs orifices extérieurs, leurs renflements d'origine, et filets nerveux.

10. APPAREIL VISUEL OU DE LA VUE** (physique médiat). Constitué par plusieurs appareils secondaires :

1° *Globe de l'œil* et ses muscles pouvant être réduit à son cristallin, sa couche de pigment et son nerf. Appareil cristallinien.
2° *Nerf optique* et appareil de la rétine.
3° *Appareil palpébral* ou des paupières. Glandes de Meïbomius, de la caroncule, etc.
4° *Appareil lacrymal* et organes accessoires (larmiers, etc.).

11. APPAREIL AUDITIF** ou de l'ouïe de l'audition (physique médiat). Appareils secondaires :

1° *Appareil auditif externe*. Conque, muscles; poils, plumes.
2° *Appareil moyen*. Osselets, muscles. Cellules mastoïdiennes.
3° *Appareil interne*. Otoconie; oolithes, etc.
4° *Appareil de la trompe d'Eustache;* conduits annexés chez les Crocodiliens, etc.
5° *Nerf auditif;* son épanouissement sur la lame spirale, sur les ampoules des canaux demi-circulaires.

β. APPAREILS PHYSICO-CHIMIQUES.

12. APPAREILS DE L'ODORAT ** ou olfactif (physico-chimique médiat). — Appareils secondaires.

1° *Olfactif externe* ou nez, groin, trompe, etc. ; ses muscles.
2° *Olfactif interne* ou fosses nasales et sinus ; leurs glandes.
3° *Nerfs olfactifs*.
4° *Nerfs* de la cinquième paire.

13. APPAREIL DU GOUT, de la gustation, gustatif (physico-chimique immédiat). — Il se divise en appareils secondaires.

1° *Langue* (modifications et suppléances de cet appareil chez les vertébrés inférieurs et invertébrés. Appareils spéciaux des mollusques, etc.
2° *Nerf lingual* et glosso-pharyngien. Corde du tympan.
3° *Muscles et nerfs moteurs*. Hypoglosse, etc.

14. APPAREIL ou organe de Jacobson (chez les Mammifères seulement). En étudier ** :

1° *Tube osséo-cartilagineux* et sa muqueuse avec glandules.
2° *Branches du nerf naso-palatin* de Scarpa et du nerf olfactif.

a''. APPAREILS DE RELATION par expression et locomotion.

15. APPAREIL LOCOMOTEUR **, de locomotion ou du mouvement. — Il se divise en appareils secondaires.

1° *Musculaires* (contractiles ou actifs). Groupes de muscles ayant des usages analogues et aponévroses correspondantes.
2° *Osseux* ou cartilagineux, ou autres tissus solides (sustentation et mobilité). Insectes, Crustacés, Arachnides, Mollusques, Echinodermes.
3° *Articulaires* ou des articulations à mouvement. (Des membres, des nageoires, etc.)
4° *Nerfs moteurs* ou sans ganglions.
5° *Appareils spéciaux ;* ambulacres ; cirrhes locomoteurs ; cils moteurs ; sac et bras des Céphalopodes ; pied des Malacostracés, etc.

16. APPAREIL VOCAL **, de la voix ou phonateur, de la phonation. — Il se divise en appareils secondaires et varie beaucoup dans les diverses classes animales qui le possèdent. — En étudier :

1° *Appareil laryngien* (appareil fondamental) des Mammifères et Reptiles ; autre appareil ou larynx à deux orifices phonateurs des Oiseaux. *Appareils variés des Insectes* et organes accessoires.
2° Comme accessoires indispensables s'y rattachent l'appareil respirateur entier, le masticateur et la langue.

L'appareil d'expression *phonique* est remplacé ou aidé par l'expression *mimique* qui a pour appareil des parties de plusieurs autres, tels que les membres de l'appareil locomoteur, la face et même la peau, en partie ou en totalité, chez beaucoup de Mammifères et Oiseaux.

17. APPAREILS SPÉCIAUX, APPAREILS ÉLECTRIQUES**.

1° *Disques de tissu électrique ;* disposés en piles, colonnes ou rangées.
2° *Cloisons celluleuses. Enveloppe fibreuse.*
3° *Vaisseaux* à capillaires flexueux spéciaux.
4° *Nerfs* de la nature des moteurs (sans corpuscules ganglionnaires).

b. APPAREILS DE LA VIE SPÉCULATIVE, cérébrale ou animale interne (appareils de perception et de pensée, d'où relation entre le sujet et l'objet).

18. APPAREIL ENCÉPHALIQUE** ou encéphalo-rachidien, cérébral, cérébro-rachidien ou fondamental et intérieur.

(Il est unique, et ses parties agissent habituellement en masse, ensemble, simultanément ; la différence d'action est toujours seulement une différence de degré en plus ou en moins de l'un des organes. On ne peut pas anatomiquement en séparer nettement les organes divers qui le constituent par leur réunion intime. Il se compose de la portion centrale et des cordons nerveux le mettant en relation avec les autres appareils).

Ses appareils secondaires sont :

1° Appareil des fonctions affectives (*cœur*, d'où impulsion). { Partie postérieure et inférieure de l'encéphale. Nerfs allant aux appareils internes de la vie végétative, ou sympathiques.
2° Appareil des fonctions intellectuelles et d'expression (*esprit*, d'où conseil). { Partie moyenne supérieure et antérieure du cerveau. Nerfs sensitifs ou de sensibilité générale et spéciale ou des sens.
3° Appareil des fonctions actives ou d'activité (*caractère*, d'où exécution.) { Partie moyenne et inférieure du cerveau. Nerfs de mouvement ou moteurs.

19. APPAREILS SECONDAIRES ** ou passifs et de protection de l'appareil encéphalo-rachidien ou fondamental. Il est formé de plusieurs appareils secondaires :

1° Enveloppes membraneuses ou membranes du cerveau. { Pie-mère ; arachnoïde. Dure-mère.
2° Osseuse ou cartilagineuse. { Crâne. Colonne vertébrale ou rachidienne.

Lorsque dans l'étude des appareils on procède du composé au simple, l'étude de leurs caractères organiques conduit à les reconnaître comme se décomposant, se *subdivisant* en parties distinctes, plus petites, très diverses, concourant chacune à les former, et qui chacune par leur action spéciale concourent à l'accomplissement de la fonction totale : ce sont les ORGANES (*voy.* 5e TABLEAU). Si l'on procède du simple au composé, on trouve au contraire que des ORGANES divers déjà étudiés se réunissent pour composer des *appareils*.

A Paris, chez J.-B. BAILLIÈRE, libraire, rue Hautefeuille, 19.

Paris. Imprimerie de L. MARTINET, rue Mignon, 2.

TABLEAUX D'ANATOMIE

CONTENANT

L'EXPOSÉ DE TOUTES LES PARTIES A ÉTUDIER DANS L'ORGANISME DE L'HOMME ET DES ANIMAUX.

Par le Dr Charles ROBIN

Professeur agrégé à la Faculté de médecine de Paris, docteur ès-sciences, des Sociétés de Biologie et Philomatique, de l'Académie de médecine de Stockholm, etc.

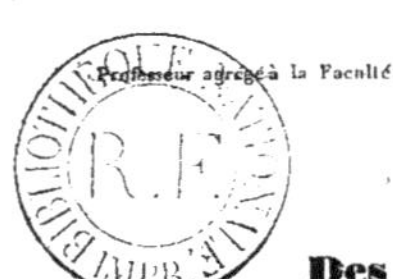

Troisième partie.

Des parties intérieures ou internes du Corps (suite).

2. DES ORGANES. (Organologie ou organographie). — DÉFINITION. Parties complexes, chacune de forme spéciale, résultant de la division des appareils et qui sont formées de plusieurs parties distinctes, *similaires* dans les organes de même ordre ; ou, *vice versa*, parties déterminées formées par la réunion de plusieurs parties *primaires* ou similaires, qui proviennent de systèmes différents, et constituant les appareils. Les ORGANES ont pour attribut statique, leur forme spéciale et leur constitution complexe. A l'idée d'ORGANES se rattache, comme attribut dynamique, l'idée physiologique, d'USAGE SPÉCIAL, unique ou multiple, c'est-à-dire qu'un seul organe ou instrument peut servir à l'accomplissement d'une ou plusieurs fonctions, et concourir ainsi à la formation d'un ou plusieurs appareils (*Voy.* 4e tableau).

Etudier de chaque organe, quand il y a lieu, successivement :

I. SES CARACTÈRES D'ORDRE MATHÉMATIQUE*.

1. DE NOMBRE.

2. DE SITUATION relative :

1° *A l'axe du corps* (direction).

2° *A un plan*, vertical, antéro-postérieur ou horizontal (symétrie).

3° *A d'autres organes.*
- 1. De continuité ou fixes, invariables normalement.
- 2. De contiguïté ou mobiles, variables.

1. Les *rapports de continuité* comprennent l'étude
- Des insertions ou attaches des ligaments, tendons, aponévroses, muscles, glandes s'il y a lieu, etc.
- Des limites des parties de l'intestin, des aponévroses, des conduits excréteurs, de beaucoup de vaisseaux, etc.
- De l'état d'occlusion des membranes closes de toutes parts, des limites de celles qui se continuent avec d'autres.
- Du lieu ou point d'origine, ou point de naissance et de celui de la distribution, terminaison ou épanouissement des nerfs et vaisseaux.

2. Les *rapports de contiguïté* ou mobiles, variables, comprennent l'étude de ce qu'on appelle les RAPPORTS proprement dits.

3. D'ÉTENDUE.
- Linéaire (longueur).
- En surface (largeur), variable suivant les points de la longueur.
- Cubique (épaisseur, volume), variable suivant tel ou tel point de la longueur et largeur.

4. DE FORME. — 5. DE DURÉE.

II. SES CARACTÈRES D'ORDRE PHYSIQUE*.

Parmi ces caractères se trouve la STRUCTURE, ou le caractère d'être construit de parties dures, molles ou liquides. On la confond souvent avec la TEXTURE, mais à tort ; tout corps inorganique ou organique, membre, appareil, organe, etc., élément anatomique même, présente comme particularité physique, d'être *construit* de parties homogènes ou hétérogènes, homochromes ou hétérochromes, qui sont des granulations, des éléments, des tissus ou des humeurs diverses ; mais les tissus seuls ont une TEXTURE, caractère qu'ils présentent partout où ils se trouvent, dans les systèmes, les *organes*, etc., mais qui leur est propre et n'appartient qu'à eux. La STRUCTURE est un terme physique, tiré du règne inorganique ; TEX-

4. VISCÈRES (splanchnologie).
- *a.* Creux ou tubuleux.
  - 1° Organes digestifs, tubes, renflements, sacs intestinaux.
  - 2° Conduits excréteurs et génito-urinifères (gastro-vasculaires. Acalèphes).
  - 3° Conduits et sacs aériens ou aquifères.
- *b.* Pleins. Et :
  - 1° Parenchymateux. (Aériens ou non.)
    - A conduits excréteurs (glandes proprement dites).
    - Sans conduits excréteurs (glandes vasculaires, rate). [ADÉNOLOGIE.]
    - Aériens ou pulmonaires.
  - 2° Membraneux, lamelleux (branchies).

Concourent à la formation de tous les appareils, moins le nerveux central.

5. VAISSEAUX (angéiologie).
- *a.* Cœurs.
  - Lymphatiques.
  - Aortiques.
  - Pulmonaires ou branchiaux.
- *b.* Artères.
  - Pulmonaires ou branchiales.
  - Générales.
- *c.* Veines.
  - Générales.
  - Pulmonaires.
  - Portes.
    - 1° Régulières ou à parois épaisses.
    - 2° Sinus veineux réguliers ou irréguliers, ou veines à parois minces, ou à surface lisse, avec ou sans trabécules.
- *d.* Lymphatiques.
  - Intestinaux (chylifères).
  - Généraux et leurs réservoirs.
- *e.* Vaisseaux spéciaux des Échinodermes, etc.

Concourent à former tous les appareils.

6. ORGANES ÉRECTILES.
- Chez le mâle (corps caverneux).
- Chez la femelle (id. du clitoris et bulbe du vagin).
- Chez les oiseaux (crêtes).

7. MEMBRANES (hyménologie).
- 1° Aponévrotiques, aponévroses (Aponévrologie).
- 2° Fibreuses proprement dites (dure-mère, périoste).
- 3° Fibreuses élastiques (larynx, etc.).
- 4° Cellulaires (pie-mère, fasciæ sous-cutanés, etc.).
  - Proprement dites.

TURE est un terme moins général, un terme *organique*, tiré du règne organique.

III et IV. SES CARACTÈRES D'ORDRE CHIMIQUE * et ORGANOLEPTIQUE *, quand il y a lieu.

V. SES CARACTÈRES D'ORDRE ORGANIQUE *.

L'anatomie doit être étudiée du composé au simple et du simple au composé. Dans le premier cas on voit que chaque organe provenant de la subdivision des appareils se subdivise ou décompose en 2 ou 3 parties différentes dans le même organe; mais semblables à d'autres des organes analogues; on les appelle alors PARTIES SIMILAIRES (ομοιομερη, Aristote). L'ensemble des *parties similaires* de chaque espèce constitue chaque SYSTÈME d'organes ou mieux de parties similaires. En procédant du simple au composé, c'est au contraire chaque *système* de tissu qui se subdivise ou décompose en parties plus petites, appelées alors *primaires* ou ORGANES PREMIERS (terme synonyme de parties similaires); qui se réunissent pour former les organes que nous étudions, ou proprement dits; lesquels sont appelés par opposition ORGANES SECONDS. Ici par conséquent cesse la notion d'*appareil* et commence celle de *parties similaires ou organes premiers* et du *système* qui en représente l'ensemble, ou *vice versâ*, selon la manière dont on procède.

Les divers groupes ou classes d'organes à étudier sont :

1. Les PARTIES dures, ou organes de la charpente du corps ou squelette (SQUELETTOLOGIE) à étudier chez les
   - *a.* Vertébrés, os et cartilages (OSTÉOLOGIE, CHONDROLOGIE).
   - *b.* Annelés, squelette interne et externe ou cutané.
   - *c.* Mollusques, Coquilles (conchyliologie).
   - *d.* Rayonnés. Squelette des Échinodermes, de certains Acalèphes; Polypiers.
   - *e.* Amorphozoaires ou globuleux. Squelette des Foraminifères, Thécamonadiens, des Spongiaires.
   - *f.* Végétaux. Tiges, branches, etc.

   Elles concourent à la formation de tous les appareils.

2. ARTICULATIONS ou jointures (ARTHROLOGIE). Organes formés par des parties dures et des parties molles, les premières contiguës entre elles, les secondes continues avec les autres (ligaments ordinaires et élastiques). Elles se divisent en trois genres.
   - *a.* Diarthrose (articulations mobiles).
     - 1° Enarthrose (tête sphérique dans une cavité analogue).
     - 2° Par emboîtement réciproque.
     - 3° Condylienne (tête et cavité ellipsoïde).
     - 4° Trochlée ou ginglyme trochléaire ou en poulie.
     - 5° Ginglyme bisphérique (Crustacés, Insectes).
     - 6° Charnière (Mollusques, etc.).
     - 7° Trochoïde ou pivotante.
     - 8° Annulaire (vertébrés divers) ou bi-annulaire (Poissons).
     - 9° Arthrodie (glissement, surface plane).
   - *b.* Synarthroses ou sutures immobiles.
     - 1° Dentées ou par engrenage.
     - 2° Écailleuse ou squameuse.
     - 3° Juxtaposition et schyndylèse.
     - 4° Gomphose (dents, etc.).
   - *c.* Amphiarthroses ou symphyses. Articulations mixtes entre arthrodies et sutures; surfaces séparées par les parties molles ou ligaments en continuité avec elles.

   Elles concourent aussi à la formation de tous les appareils, moins celui de la génération chez la plupart des vertébrés.

3. MUSCLES (myologie).
   - *a.* Longs.
     - 1° Rubanés, cylindriques, fusiformes.
     - 2° Penniformes ou demi-penniformes.
     - 3° Multicomposés.
   - *b.* Larges ou membraneux.
     - 1° Peauciers.
     - 2° Des parois abdominales, etc.
     - 3° Du pharynx, etc.
   - *c.* Courts, cylindriques, aplatis, etc.
   - *d.* Creux (ventricules, oreillettes).

   Concourent à la formation de tous les appareils, moins l'appareil cérébral.

...menologie).
   - 5° Séreuses. Synoviales. Bourses sous-cutanées.
   - 6° Tégumentaires. Externes ou cutanées. Peau. Internes ou muqueuses.

   Concourent à la formation de presque tous les appareils.

8. ORGANES ÉLECTRIQUES.
   - 1° Colonnes ou série de disques.
   - 2° Organe proprement dit.

9. ORGANES DES SENS (Æsthésiologie).
   - 1° Organes spéciaux de l'œil ou globe oculaire.
   - 2° — de l'oreille moyenne et interne.
   - 3° — du nez et de l'organe de Jacobson.
   - 4° Du toucher (papilles, tentacules, ongles, poils, plumes, cornes, piquants et avec leurs bulbes et matrices).
   - 5° Du goût (langue, etc.).

10. ORGANES NERVEUX ou nerfs (névrologie).
   - 1° Centraux.
     - Corps cérébroïdes (glande pituitaire, pinéale, tubercules mamillaires).
     - Cerveau, ses lobes et appendices, ses cavités ou sinus, et ganglions cérébraux (corps strié, optiques, lobes optiques ou quadrijumeaux, etc.).
     - Cervelet, ses lobes et appendices.
     - Moelle épinière, ses renflements.
   - 2° Spéciaux . . . Des organes des sens.
   - 3° Généraux ou périphériques.
     - *a.* Externes ou de la vie animale.
       - Racines des nerfs.
       - Ganglions nerveux.
       - Plexus nerveux.
       - Cordons nerveux : 1. sensitifs; 2. moteurs; 3. mixtes.
       - Corps de Pacini.
     - *b.* Internes, nutritifs ou sympathiques.
       - Mêmes points de vue que ci-dessus.
       - Moteurs ?

   Ils entrent dans la composition de tous les appareils chez les êtres des classes supérieures.

Les organes proprement dits se composent en *parties similaires ou organes premiers*, dont on forme les *systèmes*; ces parties similaires ou primaires sont :

a. Pour la CHARPENTE ou SQUELETTE, 1. l'os, le cartilage, la coquille ou autre partie correspondante; 2. les cartilages articulaires qu'on peut reporter aux articulations; 3. le périoste ou les membranes analogues chez les invertébrés, *drap marin* des Mollusques, etc.: 4. la moelle des os; 5. les vaisseaux et nerfs.

b. ARTICULATIONS. 1. Surfaces ou cartilages articulaires; 2. ligaments; 3. synoviales; 4. quelquefois des coussins graisseux; 5. des vaisseaux et nerfs.

c. MUSCLES. 1. La chair, ventre charnu, partie contractile, etc.; 2. les tendons et aponévroses d'insertion, de cloisonnement, d'enveloppe; 3. vaisseaux et nerfs.

d. VISCÈRES. 1° *Creux ou tubuleux*. 1 La paroi muqueuse; 2. Les glandules; 3. les villosités; 4. la paroi celluleuse; 5. la contractile; 6. la séreuse, quand elle existe; 5. vaisseaux et nerfs.

2° *Viscères pleins*. 1. Culs-de-sac, tubes, *acini*, lobes et lobules du parenchyme; 2. ses cloisons fibreuses ou celluleuses; 3. son enveloppe fibreuse, celluleuse ou fibreuse: 4. ses vaisseaux, nerfs.

e. VAISSEAUX. 1. Paroi celluleuse; 2. paroi contractile; 3. élastique (ces deux dernières ne sont pas constantes); 4. paroi interne, lisse ou fibroïde; 5. *vasa* propria et nerfs.

f. MEMBRANES. 1. La trame; 2. les glandules, quand il y en a, ou bien n'en sont pas séparées, les follicules pileux, etc.; 3. épiderme, quand il y en a; 4 vaisseaux; 5. nerfs.

g. ORGANES ÉLECTRIQUES. 1. Les disques; 2. cloisons; 3. enveloppe fibreuses; 4. vaisseaux; 5. nerfs.

h. ORGANES DES SENS. 1. Série d'organes spéciaux, vasculaires, non-vasculaires ou produits, de l'œil (sclérotique, conjonctive, cornée, choroïde, cristallin, capsule, etc.), de l'organe auditif (muqueuse, canaux, lames, otolithes, etc.); pour l'odorat (muqueuse, cartilages, lames des antennes, etc.); pour le toucher (cornes, ongles, poils, tentacules, etc.); pour la langue (muqueuse, papilles, muscles, cartilages, vaisseaux, nerfs).

i. ORGANES NERVEUX. 1° *Centraux*. 1. Circonvolutions, lobes, lobules, renflements ou ganglions; prolongements, etc.; 2. enveloppes, séreuses, celluleuses, etc.; 3 vaisseaux. 2° *Spéciaux*. 1. Cordon nerveux; 2. membrane d'épanouissement; 3. névrilème; 4. vaisseaux. 3° *Généraux*. 1. Racines; 2. cordons et filets nerveux; 3. ganglions; 4. corpuscules de Pacini; 5. névrilème; 6. vaisseaux.

A Paris, chez J.-B. BAILLIÈRE, libraire, rue Hautefeuille, 19.

Paris. Imprimerie de L. MARTINET, rue Mignon, 2.

A. Les **Systèmes de tissus** proprement dits.

1. SYSTÈME MÉDULLAIRE ou du tissu médullaire des os. — Il est composé d'autant d'organes premiers, ou parties similaires, qu'il y a d'os distincts.

2. SYSTÈME ADIPEUX. Ses organes premiers sont :
   - 1° Coussinets graisseux des doigts, de l'orbite, masseter, reins, des articulations, etc.
   - 2° Bourrelets ou lobules adipeux du péritoine, de l'abdomen des Animaux articulés, etc.
   - 3° Couches de tissus adipeux sous-cutanés, intermusculaires, etc.

3. SYSTÈME CELLULAIRE.
   - 1° Tissu cellulaire de glissement des tendons de la main, etc.
   - 2° Fasciæ superficiales.
   - 3° Pie mère.
   - 4° Tunique externe des vaisseaux.
   - 5° Tissu cellulaire inter-musculaire, péri-œsophagien, etc.

4. SYSTÈME FIBREUX (Il comprend des systèmes secondaires).
   - a. Aponévrotique.
     - 1° Feuillets des aponévroses d'enveloppe musculaire.
     - 2° Feuillets des aponévroses d'enveloppe vasculaire, etc.
   - b. Tendineux.
     - 1° Tendons.
     - 2° Membranes ou aponévroses d'insertion.
   - c. Fibreux proprement dits.
     - 1° Gaines et coulisses tendineuses.
     - 2° Membranes fibreuses, périoste, dure-mère, etc.
     - 3° Sclérotique.
   - d. Ligamenteux.
     - 1° Capsules articulaires et ligaments sous forme membraneuse.
     - 2° Ligaments proprement dits, ou cordons ligamenteux.

5. SYSTÈME DU TISSU jaune élastique.
   - 1° Ligaments de l'aile des Oiseaux.
   - 2° Ligaments rétracteurs de la phalangette des carnassiers.
   - 3° Ligament cervical postérieur.
   - 4° Ligaments des arcs postérieurs des vertèbres, etc.
   - 5° Enveloppe des corps caverneux.
   - 6° Ligaments de la coquille des Mollusques.

6. SYSTÈME TÉGUMENTAIRE.
   - a. Externe ou cutané, le derme.
   - b. Interne ou muqueux ; chorion des :
     - 1° Muqueuse intestinale.
     - 2° Respiratoire ou pulmonaire et branchiale
     - 3° Des fosses nasales, des voies lacrymales.
     - 4° Muqueuse des voies urinaires.
     - 5° Muqueuse des voies génito-urinaires mâles
     - 6° Muqueuse des voies génito-urinaires femelles.
     - 7° Des voies biliaires.
     - 8° Des conduits excréteurs de beaucoup de glandes ; salivaires, pancréas, etc.

7. SYSTÈME PHANÉRIFÈRE ou phanérogène.
   - 1° Follicules et bulbes dentaires, aiguillons des Sélaciens, etc.
   - 2° Follicules et bulbes pileux, plumeux et squameux.
   - 3° Matrice des ongles, des cornes, des piquants.
   - 4° Organes premiers analogues des Articulés et Annélides.
   - 5° Organes premiers chromatophores des Céphalopodes.

8. SYSTÈME SÉREUX.
   - a. Péritonéal et testiculaire.
     - 1° Pariétal.
     - 2° Viscéral.
     - 3° Epiploïque.
     - 4° Mésentérique et meso-génital.
   - b. Arachnoïdien.
     - 1° Pariétal.
     - 2° Viscéral.
   - c. Ventriculaire cérébral.
   - d. Péricardique.
     - 1° Pariétal.
     - 2° Viscéral.
   - e. Du cœur.

9. SYSTÈME SYNOVIAL.
   - 1° Articulaire.
   - 2° Des coulisses et gaînes tendineuses.
   - 3° Des bourses sous-cutanées.

[illegible]
   - [illegible] 2° Glomérulaires ou enroulés.
   - b. Glandes tubuleuses (foie des articulés, etc.).

17. SYSTÈME GLANDULAIRE.
   - c. En grappes.
     - 1° Simples, ou à *acinus* unique ordinairement.
     - 2° Composés, ou à *acini* multiples.
   - d. Parenchyme hépatique.
   - e. Parenchyme rénal.
   - f. Glandes sans conduits excréteurs ou vasculaires (rate, etc.).

18. SYSTÈME DES PARENCHYMES ovariens et testiculaires.
   - Membraneux plissés ou non, pleins ou creux.
   - Tubuleux utriculaires ou vasculaires, enroulés ou non.
   - Ramifiés, en grappes pleines ou creuses, branches libres ou cachées.
   - Vésiculaires ; vésicules en grappe, ou cachées dans une masse.

19. SYSTÈME PULMONAIRE (subdivisé en organes premiers nombreux).
   - Culs-de-sac.
   - Petite bronches.
   - Lobules, cloisons celluleuses.

20. SYSTÈME BRANCHIAL.
   - Plumeux, pénicillé, lamellaire.
   - Membraneux, etc.

21. SYSTÈME CHORIO-ALLANTOÏDIEN ou placentaire.
   - Chorion.
   - Villosités.
   - Vaisseaux.

22. SYSTÈME DE LA VÉSICULE OMBILICALE ou omphalo-mésentérique (Sélaciens vivipares ; Mammifères ; etc., etc...).

23. SYSTÈME CHITONÉAL (de la *chitine* qui le compose, χιτων, tunique, enveloppe), ou système du tissu des parties dures de la charpente du corps des Annelés.
   - 1° Organes premiers extérieurs.
   - 2° Organes premiers intérieurs.
   - 3° Appendiculaires.

C. **Systèmes de produits ou des phanères.**

24. SYSTÈME CALCAIRE, ou système des parties dures du squelette des Mollusques, Echinodermes, Éponges, etc.

25. SYSTÈME ÉPITHÉLIAL, ou épidermique.
   - 1° Epithélium, épidermes, certains poils et écailles des Insectes et autres Articulés.
   - 2° Ongles ou système onguéal.
   - 3° Corne ou système corné.
   - 4° Papilles cornées stomacales des Tortues, Insectes, etc.

26. SYSTÈME PILEUX ou du tissu des poils et plumes.
   - Des Mammifères (poils, cils, crins, piquants).
   - Oiseaux (plumes, duvet, cils. Système plumeux).
   - Articulés.
   - Mollusques (*byssus*).

27. SYSTÈME SQUAMEUX (Poissons : *Lepidosiren*).

28. SYSTÈME DENTAIRE.
   - Cément.
   - Ivoire.
   - Email.
   - (Piquants des Sélaciens.)

29. SYSTÈME CRISTALLINIEN (capsule, humeur, lentille).

30. SYSTÈME DE L'HUMEUR VITRÉE.

31. SYSTÈME CHOROÏDÉAL (Choroïde, Tapis).

32. SYSTÈME OTOLITHAIRE, ou des otolithes et tubes de l'oreille interne.

On formera peut-être un système de tissu particulier pour les substances squelettiques siliceuses des Eponges, des Polypiers, pour le squelette corné d'autres spongiaires.

Les systèmes ayant même nom que les tissus, ou mieux les tissus ayant été dénommés d'après les systèmes, l'indication du tissu par lequel chacun de ceux-ci est constitué se trouve naturellement indiquée par ce qui précède.

A Paris, chez J.-B. BAILLIÈRE, libraire, rue Hautefeuille, 19.

Paris. Imprimerie de L. MARTINET, rue Mignon, 2.

TABLEAUX D'ANATOMIE

CONTENANT

L'EXPOSÉ DE TOUTES LES PARTIES A ÉTUDIER DANS L'ORGANISME DE L'HOMME ET DES ANIMAUX.

Par le Dr Charles ROBIN,

Professeur agrégé à la Faculté de médecine de Paris, docteur ès-sciences, des Sociétés de Biologie et Philomatique, de l'Académie de médecine de Stockholm, etc.

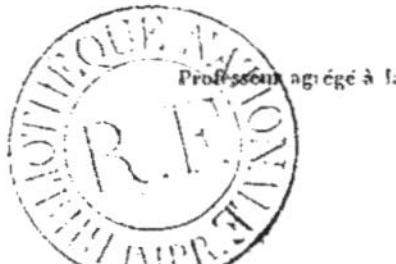

Quatrième partie.

Des parties intérieures ou internes du Corps (suite).

3. DES SYSTÈMES. (Homœomérologie, ομοιομερης, composé de parties similaires; ομοιομερη, parties similaires [Aristote. Ce qu'il décrit sous ce nom se rapporte presque en totalité à la description des systèmes, et on y trouve une ébauche de l'histoire des tissus et des humeurs]).

DÉFINITION. On donne le nom de *système organique* à chacune des parties du corps que constitue l'ensemble des *organes premiers* de même espèce; ou dans un autre sens, au tout, continu ou subdivisé en parties similaires, que représente chaque tissu considéré dans son ensemble.

A l'idée de *système d'organes* premiers, ou de *tissus* (suivant le point de départ des appareils aux éléments ou des éléments aux appareils) se rattache, au point de vue statique, l'idée de disposition et conformation générale; et au point de vue dynamique celle d'*usage général* et de *distribution des propriétés de tissu* (systèmes osseux, musculaire, nerveux, etc.).

L'*anatomie générale*, c'est-à-dire la description des parties du corps qui sont généralement communes à toutes les autres parties, qui concourent à les former toutes, commence à l'étude des *systèmes*, quand on procède du composé au simple; dans le cas inverse, elle la termine. Les autres branches de l'anatomie générale sont : l'étude des tissus et humeurs et celle des éléments anatomiques et principes immédiats. L'anatomie spéciale ou descriptive se compose de l'étude des organes et de celle des appareils (3e, 4e et 5e tableaux). L'homœomérologie est intermédiaire entre les deux; elle comble une lacune trop considérable qui existerait si on sautait de l'organe au tissu, ou du tissu à l'organe; elle les réunit, et fait ainsi de l'anatomie un corps de science homogène, qu'elle permet de parcourir de l'une à l'autre de ses branches avec autant de facilité du subjectif à l'objectif que du simple au composé, et cela d'un pas égal, sans transition trop brusque. La description des systèmes n'a rien de spécial; elle embrasse pour chacun d'eux la considération de tout le corps; elle se rattache donc à l'anatomie générale plutôt qu'à la spéciale, si toutefois l'on veut scinder l'anatomie.

Etudier de chaque système, quand il y a lieu. I. Les **Caractères d'ordre mathématique** *; II. **Physique** *: ils peuvent être de structure homogène, c'est-à-dire simple, ou bien ils sont composés de parties similaires, multiples, séparées; III. **Chimique** *; IV. **Organoleptique** *; V. **Organique** *.

L'étude de ce dernier ordre de caractères conduit à reconnaître : 1° Quant on procède du composé au simple, que chaque espèce des *organes premiers* ou *parties similaires* qui formaient les organes seconds, et dont l'ensemble forme un système, est constituée par un même *tissu*, soit seul, soit accompagné d'un *fluide gazeux* ou *liquide* (*humeur*); 2° quand on procède du simple au composé, on voit que l'ensemble de chaque tissu, soit seul, soit avec le concours d'une humeur ou d'un fluide gazeux, constitue un système qui se décompose en *organes premiers* ou *parties similaires*; celles-ci, en se réunissant à d'autres d'une autre espèce, forment les *organes seconds* ou *proprement dits*. Ici par conséquent cessent d'être pris en considération les organes et apparaît la notion de *tissu* et *d'humeur*, ou *vice versâ*. Il en est de même pour les notions de CONSTITUANTS et de PRODUITS.

Les divers systèmes à étudier sont :

A. Les **Systèmes de tissus** proprement dits.

1. SYSTÈME MÉDULLAIRE ou du tissu médullaire des os. — Il est composé d'autant d'organes premiers, ou parties similaires, qu'il y a d'os distincts.

10. SYSTÈME VASCULAIRE.
- *a.* Capillaire. — 1° Artères proprements dites. 2° *Retes mirabiles.*
- *b.* Artériel.
- *c.* Veineux. — 1° Veines proprement dites. 2° Sinus et canaux réguliers et irréguliers trabéculeux (parois minces ou surfaces lisses).
- *d.* Lymphatique. — Chylifère. Général.
- *e.* Système gastro-vasculaire des Acalèphes (place douteuse).

11. SYSTÈME ÉRECTILE. — Enveloppes. Trabécules. Aréoles. Artères. Veines.

12. SYSTÈME MUSCULAIRE.
- 1° De la vie animale (centre charnu de tous les muscles).
- 2° De la vie organique (paroi musculaire de tous les viscères creux et tubes excréteurs).
- 3° Profond [De Blainville] (ventricules et oreillettes).

13. SYSTÈME DU TISSU et substance électrifère, électrogène ou électrique (autant d'organes premiers que de disques).

14. SYSTÈME CARTILAGINEUX (autant d'organes premiers qu'il y a de cartilages).
- 1° Cartilagineux proprement dit.
- 2° Fibro-cartilagineux.

15. SYSTÈME OSSEUX (autant d'organes premiers que d'os).
- 1° Longs, ou des membres locomoteurs.
- 2° Plats ou de protection; tronc, tête.
- 3° Courts ou articulaires principalement.

16. SYSTÈME NERVEUX
- 1° Central (organes premiers peu nettement déterminés).
- 2° Périphérique (autant d'organes premiers que de ramifications, ganglions; corps de Pacini, épanouissement en membranes de terminaison, etc.

Restent à déterminer probablement le système des substances homogènes des animaux inférieurs qui peut-être fait partie d'autres systèmes, etc.....

B. **Systèmes de parenchymes.**
- *a.* Follicules. — 1° En cœcum ou non enroulés. 2° Glomérulaires ou enroulés.
- *b.* Glandes tubuleuses (foie des articulés, etc.)

leurs molécules, mais non de la vie qui les anime, [illegible]
pas » (Bichat.) Ce sont : 1° La rétractilité, 2° l'extensibilité, 3° le racornissement,
[illegible]
la vie ABSORPTION et SÉCRÉTION. Considérée toujours comme une fonction, la sécrétion n'est qu'une propriété de tissu qui appartient à la plupart d'entre eux ; tels sont beaucoup de tissus disposés en membranes et surtout les parenchymes (παρεγχυμα, effusion, de παρεγχυω, sécerner, séparer, rejeter, verser en passant) ; c'est dans l'acte d'endosmose et exosmose, modifié par le fait vital élémentaire de nutrition des éléments du tissu, que s'opèrent les sécrétions. Celles qui sont spéciales concourent un peu à l'accomplissement de toutes les fonctions, comme toute propriété générale. Il en est de même de l'ABSORPTION, propriété de tous les tissus qui est plus ou moins manifeste, suivant que par le plus ou le moins de vaisseaux les substances qui pénètrent sont enlevées plus ou moins rapidement par le courant sanguin ; elle est certainement modifiée dans chaque tissu par le fait vital élémentaire de nutrition des éléments anatomiques.

Les tissus à étudier sont :

A. Tissus constituants.

a. TISSUS TEMPORAIRES, TRANSITOIRES ou EMBRYONNAIRES.

1. TISSU BLASTODERMIQUE ou embryonnaire proprement dit.
   - 1° Du feuillet séreux.
   - 2° — vasculaire.
   - 3° — muqueux.

   A pour éléments des cellules embryonnaires seulement.

Les trois feuillets n'existent que chez quelques animaux. Ils passent à l'état de tissus définitifs : 1° par MÉTAMORPHOSE chez les végétaux, et le feuillet séreux seulement chez les animaux ; 2° par SUBSTITUTION ; c'est ce qui a lieu pour tout le reste du tissu chez les animaux et aucune partie chez les végétaux.

2. TISSU DE LA CHORDE DORSALE, entièrement formé de cellule ; définitif chez quelques Poissons et Batraciens.

b. TISSUS DÉFINITIFS ou proprement dits, NORMAUX et PATHOLOGIQUES HOMOEOMORPHES.

3. TISSU OU SUBSTANCE HOMOGÈNE (substance homogène et granulations ne se trouve que chez les inarticulés et embryons).
4. TISSU MÉDULLAIRE DES OS.
   - 1° Cellules médullaires*.
   - 2° Plaques multinucléaires ou médullaires*.
   - 3° Vésicules adipeuses.
   - 4° Matière amorphe unissante granuleuse.
   - 5° Vaisseaux et nerfs.
5. TISSU ADIPEUX (et lipomes).
   - 1° Vésicules adipeuses*.
   - 2° Fibrilles de tissu cellulaire.
   - 3° Vaisseaux.
6. TISSU FIBRO-PLASTIQUE (en général morbide), normal dans la vésicule de De Graaf.
   - 1° Noyaux libres, cellules, fibres fusiformes*.
   - 2° Fibres de tissu cellulaire.
   - 3° Matière amorphe unissante.
   - 4° Granulations.
   - 5° Vaisseaux.

Première variété. — Tissu fibro-plastique homogène ou à noyaux prédominants.

Deuxième variété. — Id. à plaques multinucléaires de la moelle des os.

7. TISSU CELLULAIRE OU LAMINEUX.
   - 1° Fibres de tissu cellulaire*.
   - 2° Fibres dartoïques.
   - 3° Éléments fibro-plastiques.
   - 4° Matière amorphe.
   - 5° Vaisseaux. Nerfs?

Première variété. — Colloïde normal, et morbide homœomorphe ; matière amorphe et granulations prédominantes.

Deuxième variété. — Tissu des végétations, ou bourgeons ou granulations des plaies.

Variétés nombreuses d'altération de texture avec dépôt de matière amorphe, etc.

8. TISSU FIBREUX. Mêmes éléments que le tissu cellulaire, différence de texture et quelquefois de proportion des éléments accessoires (Périoste, sclérotique, etc.

Première variété. — Des tumeurs de l'utérus (Matière amorphe très dense, etc.

Il en existe plusieurs autres variétés morbides.

9. TISSU CORNÉEN OU DE LA CORNÉE.

   - [illegible]
   - 1° Fibres ou substance (quelques Invertébrés) musculaire*.

19. TISSU MUSCULAIRE viscéral.
   - [illegible]
   - 3° Fibres dartoïques.
   - 4° Tubes nerveux minces.
   - 5° Vaisseaux.
20. TISSU DES NERFS ou nerveux.
   - 1° Tubes nerveux*. Larges. Minces.
   - 2° Fibres de tissu cellulaire.
   - 3° Vaisseaux.
21. TISSU GANGLIONNAIRE.
   - 1° Corpuscules ganglionnaires*.
   - 2° Éléments fibro-plastiques.
   - 3° Fibres de tissu cellulaire.
   - 4° Vaisseaux.
   - 5° Substance unissante.
   - 6° Granulations moléculaires.
22. TISSU CÉRÉBRAL ou nerveux central.
   - 1° Tubes et corpuscules nerveux.
   - 2° Cellules et noyaux propres.
   - 3° Matière unissante.
   - 4° Vaisseaux.
23. TISSU RÉTINIEN.
   - 1° Tubes nerveux.
   - 2° Cellules spéciales.
   - 3° Noyaux spéciaux.
   - 4° Batonnets.
   - 5° Capillaires.
24. TISSU ÉLECTRIQUE. 1° Cellules ; 2° substance amorphe ; 3° vaisseaux et nerfs.
25. TISSU CARTILAGINEUX et fibro-cartilagineux.
   - 1° Substance fondamentale amorphe ou fibroïde.
   - 2° Cavités avec leurs corpuscules ou leurs cellules.
   - 3° Vaisseaux (pas partout).
26. TISSU OSSEUX et fibro-osseux (os du cœur).
   - 1° Substance fondamentale amorphe.
   - 2° Cavités ramifiées ou corpuscules osseux.
   - 3° Vaisseaux dans leurs canalicules.
27. Un ou plusieurs TISSUS SPÉCIAUX à quelques Rayonnés et Mollusques (Bryozoaires, Hydres, etc.).

c. PARENCHYMES ou TISSUS PARENCHYMATEUX.

Ils ont spécialement pour attribut anatomique de ne posséder aucun élément fondamental caractéristique, sauf une forme spéciale de l'épithélium, et quelquefois leurs tubes ont une paroi homogène distincte (rein) ; ils ont pour attribut dynamique correspondant la propriété de secréter par modification spéciale du mouvement de décombinaison ou désassimilation. En général, partout où existe un parenchyme, s'opère une sécrétion spéciale, distincte des sécrétions générales qui ont lieu dans les autres tissus, tels que les séreux, muqueux, etc., et souvent le produit contient quelque principe immédiat particulier.

28. PARENCHYMES GLANDULAIRES (normaux et hypertrophiés pathologiquement).
   - 1° Epithelium spécial, nucléaire ou autre*.
   - 2° Paroi amorphe des tubes ou vésicules closes.
   - 3° Vaisseaux.
   - 4° Fibres de tissu cellulaire.
   - 5° Eléments fibro-plastiques.
   - 6° Nerfs.

28 *bis*. PARENCHYME DE L'ORGANE ŒSOPHAGO-CARDIAQUE des Sélaciens.

29. PARENCHYME SPLÉNIQUE. (Pas essentiellement distinct des parenchymes glandulaires sans conduits excréteurs.)
30. PARENCHYMES TESTICULAIRE ET OVARIEN (semblables dans la plupart des êtres, différents chez les vertébrés supérieurs. Mêmes éléments que les glandulaires, plus les ovules et texture différents. Nerfs ?)
31. PARENCHYME PULMONAIRE.
   - 1° Fibres de tissu cellulaire.
   - 2° Fibres dartoïques.
   - 3° Matière amorphe.
   - 4° Granulations moléculaires.
   - 5° Epithélium spécial (sphérique ou nucléaire).
   - 6° Vaisseaux.
   - 7° Nerfs.
32. PARENCHYMES BRANCHIAUX (mêmes éléments que dans le pulmonaire, ou plus simplifiés, surtout chez les Invertébrés).
33. PLACENTAIRE OU CHORIO-ALLANTOÏDIEN (1. villosités vasculaires, leur paroi spéciale, la même que la substance du chorion ; 2. matière unissante ; 3. granulations moléculaires).
34. PARENCHYME OMBILICAL ou de la vésicule ombilicale (très développé chez quelques Sélaciens et Sauriens).

A Paris, chez J.-B. BAILLIÈRE, libraire, rue Hautefeuille, 19.

Paris. Imprimerie de L. MARTINET, rue Mignon, 2.

TABLEAUX D'ANATOMIE

CONTENANT

L'EXPOSÉ DE TOUTES LES PARTIES A ÉTUDIER DANS L'ORGANISME DE L'HOMME ET DES ANIMAUX,

Par le Dr Charles ROBIN,

Professeur agrégé à la Faculté de médecine de Paris, docteur ès-sciences, des Sociétés de Biologie et Philomatique, de l'Académie de médecine de Stockholm, etc.

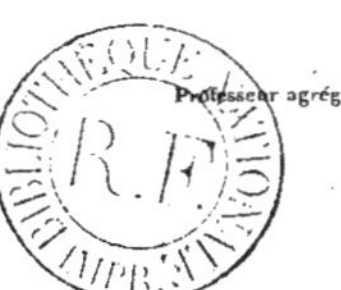

Cinquième partie.

Des parties intérieures ou internes du corps (suite).

4. DES TISSUS (*Histologie*) et **DES HUMEURS** (*Hygrologie*). — DÉFINITION. Substances ou parties complexes du corps par lesquelles sont formés les systèmes et qui se décomposent en parties constituantes, éléments et principes organiques irréductibles anatomiquement : ou *vice versâ*, corps ou substances résultant de l'enchevêtrement réciproque, du mélange et de la combinaison des parties constituantes, tant principes immédiats qu'éléments organiques, et dont l'ensemble forme autant de systèmes. Ces parties constituant les tissus et humeurs ne sont pas similaires entr'elles, mais souvent les plus diverses.

Ces substances sont de deux ordres : 1° Les TISSUS, parties solides formées par la réunion avec enchevêtrement ou simple contiguïté des éléments anatomiques. Ici commence ou cesse, selon la marche adoptée, la notion d'*élément anatomique*. 2° Les HUMEURS, parties liquides ou demi-liquides, formées par le mélange et la combinaison des principes immédiats, et tenant ordinairement des éléments anatomiques en suspension. Ici commence ou cesse la notion de *principe immédiat*, qui correspond, par la solubilité de ces composés, à celle d'*humeur*, comme la notion d'*élément organique* correspond, par l'état solide de ces corps, à celle de tissu. Les *tissus* et les *humeurs* présentent un égal degré de complication dans leur organisation, et ne diffèrent que par leur état solide ou liquide et le mode d'union de leurs parties qui est en rapport avec les différences physico-chimiques des principes immédiats et des éléments anatomiques : leur étude appartient donc à une même branche d'anatomie.

Étudier de chaque TISSU et HUMEURS ** et * :

(L'étude des caractères organiques des *tissus* montre qu'ils se subdivisent spécialement en *éléments anatomiques*, ou réciproquement qu'ils sont spécialement constitués par eux. L'étude des mêmes caractères des humeurs montre qu'elles se dédoublent spécialement en *principes immédiats*, ou *vice versâ*, qu'elles sont spécialement composées par ces parties).

I. TISSUS (histologie).

A la notion de *tissu* se rattache, comme attribut anatomique ou statique, l'idée de TEXTURE, spéciale pour chacun d'eux (le mot *tissu* conserve ici la même signification que dans les arts), et comme attribut physiologique, l'idée de deux ordres de *propriétés*.

1° PROPRIÉTÉS VITALES, dont la notion cesse ou commence aux systèmes, acquiert ici son plein développement et le plus de netteté, malgré cependant qu'elles appartiennent essentiellement aux éléments, et soient dans chaque tissu les mêmes que dans l'espèce d'élément qui le constitue en majeure partie ; un peu modifiées toutefois par *texture* et l'enchevêtrement avec des éléments accessoires d'autre nature : car dans chaque tissu il y a toujours un élément principal plus abondant et un ou plusieurs éléments accessoires. Les premiers seront marqués par *.

2° PROPRIÉTÉS DE TISSU ; elles sont en corrélation immédiate et varient selon le mode de texture de chaque tissu. On les trouve déjà, mais à l'état d'ébauche, dans les éléments, et leur notion cesse à l'histoire des systèmes, ou *vice versâ*. Elles sont principalement physiques, pendant que les précédentes ont surtout un cachet chimique. « Inhérentes aux corps vivants, elles dépendent de leur texture, de l'arrangement de leurs molécules, mais non de la vie qui les anime ; aussi la mort ne les détruit pas. » (Bichat.) Ce sont : 1° La rétractilité, 2° l'extensibilité, 3° le racornissement, 4° l'élasticité, 5° l'hygrométricité ou propriété d'endosmose et exosmose, d'où pendant la vie ABSORPTION et SÉCRÉTION. Considérée toujours comme une fonction, la sécrétion n'est qu'une [illegible] à la plupart d'entre eux ; tels sont beau-

10. TISSU APONÉVROTIQUE et ligamenteux (ce sont peut-être deux tissus différents).
   - 1° Fibres de tissu cellulaire*
   - 2° Fibres dartoïques.
   - 3° Matière amorphe ?
   - 4° Vaisseaux.
   - 5° Nerfs.

11. TISSU TENDINEUX.
   - 1° Fibres de tissu cellulaire*.
   - 2° Capillaires (à peine ou nuls).

12. TISSU JAUNE ÉLASTIQUE.
   - 1° Fibres jaune-élastiques*.
   - 2° Fibres de tissu cellulaire (moins les artères).
   - 3° Matière ou substance fenêtrée (artères seulement).
   - 4° Capillaires (moins les artères).

13. TISSU DERMIQUE ou cutané.
   - 1° Fibres de tissu cellulaire*.
   - 2° Fibres dartoïques*.
   - 3° Matière unissante (surtout chez les êtres inférieurs).
   - 4° Vaisseaux.
   - 5° Nerfs.

   Variétés nombreuses d'altération de texture.

14. TISSU MUQUEUX ou de la trame des muqueuses (mêmes éléments que dans le derme ; mais différence de texture. Substance amorphe granuleuse des villosités).

   Variétés nombreuses d'altération de texture.

15. TISSU SÉREUX (mêmes éléments, différence de texture. Matière amorphe. Nerfs ?)

16. TISSU PHANÉRIFÈRE.
   - 1° Matière amorphe finement granuleuse, ou fibroïde nucléaire.
   - 2° Vaisseaux.
   - 3° Nerfs.

   A la surface du derme, il y a une très petite quantité de la première de ces substances qui s'hypertrophie facilement dès qu'il y a ulcération.

17. TISSU ÉRECTILE.
   - 1° Fibres du tissu cellulaire.
   - 2° Fibres des tissus dartoïques et jaune élastique*.
   - 3° Vaisseaux.
   - 4° Nerfs.

18. TISSU MUSCULAIRE de la vie animale.
   - 1° Fibres ou substance (quelques Radiaires) musculaire*.
   - 2° Fibres de tissu cellulaire.
   - 3° Tubes nerveux, larges, sans corpuscules.
   - 4° Vaisseaux.

19. TISSU MUSCULAIRE viscéral.
   - 1° Fibres ou substance (quelques Invertébrés) musculaire*.
   - 2° Fibres de tissu cellulaire.
   - 3° Fibres dartoïques.
   - [illegible]

TABLEAUX D'ANATOMIE

CONTENANT

L'EXPOSÉ DE TOUTES LES PARTIES A ÉTUDIER DANS L'ORGANISME DE L'HOMME ET DES ANIMAUX,

Par le Dr Charles ROBIN,

Professeur agrégé à la Faculté de médecine de Paris, docteur ès-sciences, des Sociétés de Biologie et Philomatique, de l'Académie de médecine de Stockholm, etc.

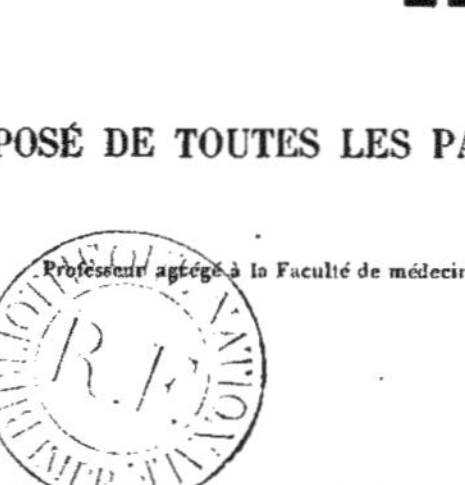

Cinquième Partie (suite).

B. **Tissus produits** ou **produits solides**.

a. PRODUITS NORMAUX OU DE PERFECTIONNEMENT ET MORBIDES HOMOEOMORPHES.

1. Tissu épidermique ou épithélial (écailles et certains poils des Insectes). [Couche de Malpighi.]
   - *a.* Normal.
     - 1° Cellules.
     - 2° Granulations libres.
     - 3° Quelquefois des globes épidermiques ou concentriques.
   - *b.* Morbide.
     - (Mêmes éléments; globes fréquents, cellules normales, granuleuses, excavées, etc.
     - 1° Globules granuleux spéciaux.
     - 2° Masses de blastème granuleux avec noyaux et cellules incluses.
     - 3° Eléments fibro-plastiques.
     - 4° Vaisseaux, fréquemment.
     - 5° Petits noyaux libres du tissu phanérifère.
2. Tissu cératinien ou unguéo-cornéal (substance propre), ongles, cornes, fanons, substance cornée des plumes. etc. (dérive de l'épithélium).
3. Tissu squaméal ou squameux (écailles des Poissons).
4. Tissu pileux ou des poils (substance propre et grains pigmentaires).
5. Tissu chitonéal (Crustacés, Insectes, etc.), cellules encroutées de calcaire.
6. Tissu trachéal ou trachéen (tissu des trachées d'Insectes, etc.).
7. Tissu ostréal calcaire ou coquillier (Mollusques, Polypes, Echinodermes? Il est probable qu'on formera un tissu spécial de celui du squelette et des piquants de ceux-ci). Cellules encroûtées de calcaire.
8. Tissu pigmentaire.
   - 1° Granulations pigmentaires libres.
   - 2° Cellules.
   - 3° Plaques ou lamelles avec ou sans noyau.

   Tissu de la choroïde, etc. Tumeurs mélaniques ou pigmentaires des Chevaux. quelquefois de l'Homme, chez qui les éléments pigmentaires ne se trouvent en général qu'accessoirement dans des tumeurs diverses.
9. Tissu de l'ivoire dentaire et des écailles des Poissons placoïdes ou ivoire.
10. Email ou tissu de l'émail dentaire, ou des écailles des Poissons ganoïdes.
11. Tissu du cristallin.
    - 1° Fibres ou tubes nucléaires ou à noyaux.
    - 2° Fibres dentelées sans noyaux ou fibres propres du cristallin.
    - 3° Granulations.
    - 4° Gouttes huileuses (cholestérine).
12. Tissu de la capsule du cristallin.
13. Tissu de la membrane de Demours.
14. Tissu des tubes demi-circulaires.
15. Tissu du corps vitré.

5. Blastème, lymphe plastique, etc. humeur d'existence embryonnaire transitoire, ou morbide homœomorphe et transitoire également; ne se voit que chez les embryons et certaines conditions morbides (surface des plaies. surfaces des séreuses enflammées, tissu cellulaire enflammé avant suppuration). C'est en quelque sorte le suc nourricier à l'état réel; son existence est transitoire parce qu'il passe rapidement à l'état d'éléments organiques.

B. **Humeurs produites ou sécrétées, Produits liquides ou Sécrétions.** (Normales et morbides homœomorphes.)

α. PRODUITS DE PERPÉTUATION DES INDIVIDUS.

6. Ovarine liquide de la vésicule de Graaf.
   - 1° Ovule.
   - 2° Cellules d'épithélium cylindrique, quelquefois cilié.
   - 3° Sérum.

   Variétés morbides nombreuses dans les kystes, avec alors des globules granuleux.
7. Sperme.
   - 1° Ovules mâles et spermatozoïdes dérivant de ceux-ci
   - 2° Cellules d'épithéliums testiculaire et épididymaire.
   - 3° Granulations moléculaires.

7 *bis.* Liquides des kystes du testicule et de l'épididyme dont les cellules deviennent souvent pavimenteuses. Globules granuleux, etc.

8. Lait. (Globules de lait. Serum.)
9. Colostrum. (Ses globules, etc.)

β. PRODUITS DE PERFECTIONNEMENT.

10. Blanc d'œuf ou albumen.
11. Jaune de l'œuf (Oiseaux, etc.) Grandes cellules, corps albumineux, etc.
12. Liquide de la vésicule ombilicale.
13. Liquide allantoïdien (Hippomanes).
14. Liquide amniotique.
15. Nidamentum (Substance de protection des œufs. Poissons. Insectes, etc.)
16. Prostatine (Granulations graisseuses, épithélium, etc.).
17. Cowpérine { mâle. femelle.
18. Liquide encéphalo-rachidien.
19. Synovie.
20. Sérosités hydropisiques et des œdèmes.
21. Venin des serpents.
22. Salives sous-maxillaires, etc. } Salive proprement dite, ou mixte.
23. Salive parotidienne.
24. Mucus des amygdales.
25. Suc pancréatique. } Suc intestinal.
26. Bile.
27. Suc gastrique.
28. Suc duodénal.

13. Tissu de la membrane de Demours.
14. Tissu des tubes demi-circulaires.
15. Tissu du corps vitré.
16. Partie membraneuse fibrillaire des coques d'œuf.
17. Coque calcaire des œufs.
18. Astacolithe ou concrétion de l'estomac des Astacus.
19. Substance du dard calcaire de quelques Mollusques.
20. Aciculine ou substance des acicules des éponges.

N'ont pu être indiqués ici quelques tissus mal déterminés, surtout dans les Invertébrés (Rayonnés et Mollusques).

b. PRODUITS MORBIDES HÉTÉROMORPHES ou ANORMAUX.

1. Tissu cancéreux.
   - 1° Noyaux libres, granuleux ou non.
   - 2° Cellules de diverses formes, non granuleuses ou devenues granuleuses (les noyaux sont solubles dans l'ac. acétique).
   - 3° Masses de blastème avec noyaux inclus.
   - 4° Globules granuleux spéciaux.
   - 5° Granulations moléculaires, graisseuses surtout, quelquefois pigmentaires.
   - 6° Éléments fibro-plastiques.
   - 7° Tissu cellulaire.
   - 8° Vaisseaux artériels et beaucoup de veines.
   - 9° Matière unissante amorphe.

Première variété, ou type encéphaloïde (cru ou ramolli).
Deuxième variété.—Squirrheuse ou squirrhe (prédominance de faisceaux fibreux).
Troisième variété. — Colloïde par prédominance de matière amorphe.
Quatrième variété. — Fongueuse; cancer fongueux ou hématode.

La forme mélanique est accidentelle.

2. Tissu tuberculeux.
   - 1° Corpuscules de tubercule.
   - 2° Granulations moléculaires.
   - 3° Matière amorphe.

3. Calculs urinaires (dépôts dépourvus de propriétés vitales).
4. Calculs biliaires et intestinaux. id. id.
5. Calculs arthritiques. id. id.

II. HUMEURS (hygrologie).

A. **Les humeurs constituantes ou proprement dites.**

Elles ont comme attribut anatomique ou statique l'état de combinaison par dissolution réciproque et mélange de principes immédiats nombreux, ainsi que l'état de suspension dans lequel se trouvent les éléments organiques qu'elles renferment. Elles ont pour attribut dynamique deux ordres aussi de propriétés : 1° une seule *propriété vitale*, la plus élémentaire et la plus générale aussi, celle de *nutrition*, caractérisée par le double mouvement ou acte continu de composition et décombinaison ; 2° les propriétés d'humeurs, ou physiques et chimiques que peuvent présenter les liquides suivant leur degré de fluidité et de complexité de composition.

Les humeurs à étudier sont :

1. Le sang.
   - 1° Globulins.
   - 2° Globules blancs (deux espèces dans les Invertébrés).
   - 3° Globules rouges.
   - 4° Sérum formé de principes immédiats, trop nombreux pour qu'on puisse les énumérer dans un tableau. (Ceci s'applique à tous les autres liquides énumérés plus bas).
2. Le liquide de la cavité générale du corps (Annélides, etc.).
3. Le chyle.
   - 1° Globulins.
   - 2° Gouttelettes huileuses.
   - 3° Sérum formé de principes immédiats nombreux.
4. La lymphe (mêmes éléments et principes, mais pas ou peu de gouttes huileuses.

Le *suc nourricier* est un liquide qui n'a pas d'existence distincte de celle des éléments anatomiques; il les imbibe; il les pénètre au même instant où il transsude hors des vaisseaux; il n'existe qu'à l'état virtuel, il faut écraser et détruire les éléments anatomiques pour l'obtenir. Il n'y a pas de sérosité libre normale dans le tissu cellulaire ou autres; quand il y en a, c'est un produit morbide homœomorphe.

26. Suc pancréatique.
27. Suc gastrique.
28. Suc duodénal.
29. Mucus de l'intestin grêle.
30. Mucus du gros intestin.

(27–30 : Suc intestinal.)

31. Larmes.
32. Mucus nasal ou pituitaire.
33. Mucus des larmiers et de la conjonctive.
34. Mucus bronchique et pulmonaire.
35. Mucus vésical.
36. Mucus vaginal.
37. Bouchon gélatineux du col de l'utérus.
38. Mucus du corps utérin. (Epithélium nucléaire des follicules, épithélium cylindrique, etc.)
39. Mucus des trompes.

Variétés morbides nombreuses de tous ces mucus dans les kystes d'origine glandulaire.

40. Mucus cutané des Poissons, et de leur tube mucipare de la ligne latérale.
41. Mucus cutané des Mollusques, etc.
42. Pourpre et autres couleurs produites par sécrétions glandulaires.
43. Sécrétions diverses des Articulés, venins, liquides odorants, liquides colorés ou non, acides ou non, etc.
44. Humeur spéciale de l'appareil tubulo-tactile des Sélaciens.
45. Sébacine
    - cutanée.
    - préputiale ou smagma ; des grandes lèvres, etc.
    - meïbomienne.
    - inguinale.
46. Musc et Sécrétions préputiales analogues.
47. Civette, castoréum, et sécrétions ano-périnales analogues.
48. Matière des glandes sous-caudales des Ophidiens.
49. Matière des glandes sous-maxillaires des crocodiles.
50. Matière de la glande uropygienne (Oiseaux).
51. Matière des glandes faciales, temporales, occipitales (Mammifères, etc.).
52. Matière de la glande a canal biflexe (Pied des Ruminants).
53. Matière des glandes inguinales, caudales, des flancs, fémorales (Mammifères; Sauriens, etc.).
54. Liquide des follicules glomérulés de la peau.
55. Liquide des follicules glomérulés de l'aisselle.
56. Sérine ou soie
    - des Chenilles et Insectes parfaits.
    - des Araignées.

γ. HUMEURS EXCREMENTITIELLES.

57. Urines.
58. Sueur et exhalation aqueuse
    - cutanée.
    - pulmonaire.
59. Encre des Céphalopodes (Appartient peut-être à l'autre groupe).

C. **Produits médiats, liquides ou demi-liquides.**

60. Bol alimentaire.
61. Chyme.
62. Cires.
63. Matières fécales.

D. **Produits liquides hétéromorphes.**

64. Pus (nombreuses variétés). 1, globules. 2, globules granuleux. 3, granules moléculaires. 4, gouttes huileuses. 5, sérum, etc.

Ne sont énumérées que les principales sécrétions récrémentitielles et excrémento-récrémentitielles des animaux, trop nombreuses ou mal déterminées pour l'être toutes ici. Les produits gazeux *intestinaux* des vessies natatoires et des poumons et branchies ne sont pas indiqués, ainsi que divers produits liquides homœomorphes et hétéromorphes.

A Paris, chez J.-B. Baillière, libraire, rue Hautefeuille, 19.

Paris. Imprimerie de L. Martinet, rue Mignon, 2.

TABLEAUX D'ANATOMIE

CONTENANT

L'EXPOSÉ DE TOUTES LES PARTIES A ÉTUDIER DANS L'ORGANISME DE L'HOMME ET DES ANIMAUX,

Par le Dr Charles ROBIN

Professeur agrégé à la Faculté de médecine de Paris, docteur ès-sciences, des Sociétés de Biologie et Philomatique, de l'Académie de médecine de Stockholm, etc.

Sixième partie.

Des parties intérieures ou internes du Corps (suite).

5. DES PARTIES CONSTITUANTES DU CORPS (Mérologie, *Merus*, pur, simple, sans mélange, de μειρω). Éléments organiques et principes immédiats. — DÉFINITION. Dernières parties du corps auxquelles on puisse, par l'analyse anatomique, c'est-à-dire sans décomposition chimique, mais par simple dédoublement successif, ramener les tissus et les humeurs, et par suite toutes les autres parties du corps ; ou *vice versâ*, Corps irréductibles anatomiquement, qui par leur réunion constituent les tissus et les humeurs, et consécutivement toutes les autres parties de l'organisme, par suite de dispositions nouvelles et de plus en plus compliquées, de ceux-ci. Là commence ou finit, selon la marche adoptée, la notion de toutes les parties du Corps, quelles qu'elles soient, celle de VITALITÉ OU VIE, et celle de MORTALITÉ OU MORT, quels qu'en soient les modes, depuis les *propriétés vitales* proprement dites ou élémentaires, jusqu'à la végétalité, l'animalité et sociabilité, qui en sont les manifestations les plus complexes et les plus élevées.

Ces corps sont de deux ordres : 1° Les ÉLÉMENTS ANATOMIQUES, derniers corps auxquels on puisse ramener anatomiquement les tissus; qu'ils diffèrent par leurs caractères de tous les corps inorganiques, et sont décomposables en principes immédiats ; ou *vice versâ*, corps solides ou demi-solides, très petits, formés par la combinaison complexe de plusieurs principes immédiats, présentant un ensemble de caractères sans analogues dans le règne minéral et constituant spécialement les tissus.

2° Les PRINCIPES IMMÉDIATS, derniers corps solides, liquides ou gazeux auxquels on puisse, par la saine analyse anatomique, ramener sans décomposition chimique, mais par coagulation et cristallisation successives les diverses humeurs, et secondairement par décomposition les éléments anatomiques ; ou *vice versâ*, composés chimiques définis ou non, généralement très complexes, gazeux, liquides ou solides, constituant par dissolution réciproque les humeurs, et secondairement par combinaison spéciale les éléments anatomiques.

L'étude des *caractères organiques* des ÉLÉMENTS montre qu'ils viennent des tissus ; ne se subdivisent plus anatomiquement, mais se décomposent chimiquement en principes; et réciproquement qu'ils sont formés par combinaisons des principes immédiats et forment les tissus en se réunissant; celle des mêmes caractères des *principes* montre qu'on ne peut les simplifier qu'en les décomposant en corps simples ou composés très stables ; ou en sens inverse, qu'ils sont formés par combinaison complexe de ces corps, et constituent par dissolution réciproque les humeurs et secondairement par combinaison les éléments anatomiques.

I. ÉLÉMENTS ORGANIQUES OU ANATOMIQUES (*Élémentologie*)* et **.

A la notion d'*éléments* se rattache, comme *attribut statique*, la forme, le volume et la structure de chacun d'eux, et comme *attribut dynamique*, deux ordres de propriétés : 1. PROPRIÉTÉS PHYSIQUES, en corrélation immédiate avec la forme, le volume, etc., ce sont, à l'état d'ébauche, les *propriétés de tissu* : 1° rétractilité, 2° extensibilité, 3° racornissement, 4° élasticité, 5° hygrométricité ou propriété d'endosmose et exosmose. 2. PROPRIÉTÉS VITALES ; c'est aux éléments que se rapporte essentiellement l'idée de VIE, c'est-à-dire d'un double mouvement continu de composition et décomposition, d'où accroissement, reproduction et diminution, d'où fin, terminaison par *atrophie*, fait fréquent dans les éléments ; double mouvement dont la cessation dans les éléments, et par suite les *tissus*, etc., reçoit le nom de *mort* ou fin, terminaison par destruction et cessation de *vie*. Ces éléments anatomiques sont les véritables agents des corps organisés. Les propriétés vitales sont : a. *Végétatives*, 1° NUTRITION, essentiellement caractérisée par le double mouvement continu ou la double faculté d'assimilation ou désassimilation, propriété vitale essentielle, la plus nette et la plus élémentaire, sans laquelle les éléments ne manifestent aucune propriété, et qu'ils possèdent souvent à l'exclusion de toute autre ; sur laquelle toutes reposent. On a fait à tort de cette propriété commune, comme

c. ÉLÉMENTS DÉFINITIFS, ou DES TISSUS CONSTITUANTS DÉFINITIFS ou PROPREMENT DITS.

α. DE FORMES SIMPLES, c'est-à-dire de *cellules* (dans le sens d'*élément embryonnaire*, car c'est seulement dans quelques cas spéciaux qu'il y a paroi et cavité distinctes), *de noyaux*, de vésicules, etc.

8. CELLULES DE LA CHORDE DORSALE (transitoires ou temporaires chez les Vertébrés à sang chaud et quelques Reptiles).

9. GLOBULES ROUGES DU SANG. { Mammifères. / Oiseaux. / Reptiles et Poissons.

10. GLOBULES BLANCS DU SANG (Mammifères, Oiseaux, Reptiles, Poissons).
11. GLOBULES SANS NOYAUX du sang des Invertébrés.
12. GLOBULES A NOYAUX du sang des Invertébrés.

13. GLOBULINS DU SANG. { Chyle. / Lymphe. / Sang.

14. NOYAUX LIBRES DE LA RÉTINE.
15. CELLULES A NOYAUX DE LA RÉTINE.
16. NOYAUX LIBRES DE LA SUBSTANCE CÉRÉBRALE.
17. CELLULES LIBRES DE LA SUBSTANCE CÉRÉBRALE.
18. CORPUSCULES (CELLULES) GANGLIONNAIRES (deux espèces).
19. CELLULES DU SINUS RHOMBOÏDAL (Oiseaux).
20. GLOBULES MÉDULLAIRES (moelle des os).
21. NOYAUX LIBRES MÉDULLAIRES (semblables à ceux contenus dans les cellules ci-dessus).
22. CELLULES DES CARTILAGES. (On en trouve d'isolables libres dans les disques inter-vertébraux, quelques tendons et ligaments).
23. PLAQUES OU LAMELLES A NOYAUX MULTIPLES, ou multinucléées des os.
23 *bis*. GLOBULES SPHÉRIQUES MULTINUCLÉÉS de la moelle des os (les éléments qui précèdent immédiatement, en dérivent peut-être).
24. ÉLÉMENTS FIBRO-PLASTIQUES. { 1° Noyaux libres, réguliers, irréguliers. / 2° Cellules complètes.

[illegible] ou désassimilation, propriété vitale essentielle, la plus nette et la plus élémentaire, sans laquelle les éléments ne manifestent aucune propriété, et qu'ils possèdent souvent [illegible] sur laquelle toutes reposent. On a fait à tort de cette propriété commune, comme de la *sécrétion* et de l'*absorption* (propriétés de tissu qui dérivent de la nutrition) une *fonction*. 2° Reproduction, d'où *multiplication* : caractérisée par la propriété qu'ont les éléments végétaux et embryonnaires animaux ou cellules, de se segmenter, se partager : d'où production d'un élément semblable à eux ; et par la propriété qu'ont les éléments définitifs de déterminer autour d'eux la formation d'éléments semblables à eux, à l'aide des humeurs : d'où accroissement des tissus. Les animaux d'organisation la plus simple (Infusoires), réduits en quelque sorte à un seul élément anatomique, vivant pour son propre compte, et par suite sans appareil reproducteur ni ovule, se reproduisent par segmentation de leur corps à la manière des éléments qui ont la forme et l'état de cellule. b. *Propriétés animales*, 3° Contractilité, 4° Sensibilité. Faute de connaître les éléments et leurs propriétés, tant physiques que vitales, on n'a pu connaître les plus simples et les classer, d'où l'admission des prétendus êtres intermédiaires et la formation du règne *Psychodiaire* : d'où, en physiologie, on attribue à des humeurs la formation de principes immédiats, etc., résultant des phénomènes de *nutrition* (mouvement continu de composition et décombinaison) des éléments de divers tissus ; telle est sans doute l'action du thymus, thyroïde, rate, etc., annexés aux divers appareils des vaisseaux portes.

Les éléments organiques à étudier sont :

Les éléments constituants.

a. GÉNÉRAUX, COMMUNS, mais accessoires de toutes les parties du corps.

1. Gouttelettes huileuses. { Chyle, lymphe, sang. Membrane du *Corpus luteum*. Substance jaune des capsules surrénales, etc.
2. Granulations moléculaires. { 1° Poussière organique. 2° Grises ou incolores plus grosses. 3° A centre jaune, brillant, bords foncés, noirs.
3. Matière amorphe, homogène, unissante (intercellulaire) et avec ou sans granulations. { Chez les Vertébrés. Chez les Invertébrés.
4. Masses albumineuses polyédriques (membrane jaune du *corpus luteum*, kystes, etc.)

b. ÉLÉMENTS TRANSITOIRES, TEMPORAIRES ou CELLULES EMBRYONNAIRES.

1. *Cellules embryonnaires des ovules Végétaux.*
   - 1° Males, passent par métamorphose à l'état { 1° de grains de pollen. 2° des spermatozoïdes, des Algues, Fucus, etc.
   - 2° Femelles, passent à l'état d'éléments définitifs par métamorphose en { 1° Cellules d'épiderme. 2° Cellules du tissu cellulaire, etc. 3° Cellules fibreuses ou fibres, clostres, etc. 4° Vaisseaux ponctués, trachées, etc. 5° Vaisseaux laticifères.
2. *Cellules embryonnaires des ovules Animaux.*

5. Males, passent par métamorphose à l'état de spermatozoïdes.
6. Femelles (deux espèces au moins), passent à l'état d'éléments définitifs {
   - 1° Par substitution, c'est-à-dire par dissolution et formation de toutes pièces d'une génération nouvelle, d'autres éléments qui se substituent aux premiers ; tel est le mode de formation de tous les éléments des *tissus constituants définitifs ou proprement dits*, de tous ceux qui, outre les propriétés végétatives ou de nutrition, peuvent être doués de propriétés animales.
   - 2° Par *métamorphose*, comme les cellules végétales ; les éléments des *produits* de l'embryon (épithéliums) se forment seuls de cette manière ; ces éléments n'ont aucune propriété animale, mais des propriétés végétatives seulement.
7. Cellules de la cicatricule.

Ainsi, excepté pour les éléments des *produits*, il faut chez les animaux remplacer la théorie de la métamorphose des cellules embryonnaires par la théorie de la substitution des éléments définitifs (fibres, tubes, etc.) aux cellules embryonnaires ; car la *théorie de la métamorphose* n'est applicable d'une manière générale qu'aux cellules végétales, et chez les Animaux qu'à celles qui forment les éléments des produits.

24. Éléments fibroïques. { 1° Noyaux libres, réguliers, irréguliers. [illegible] 3° Corps ou fibres uniformes.
25. Vésicules adipeuses (éléments spécieux, n'ayant pas de noyaux ; ce ne sont pas des *cellules* dans le sens d'*éléments embryonnaires*, adopté pour cette expression). Elles se développent de toutes pièces sans passer par l'état de cellules, comme les éléments des tissus définitifs proprement dits.
26. Substance du tissu phanérifère, amorphe, granuleuse ; quelquefois avec des noyaux, ou fibroïde (matrice des ongles, bulbe des poils, etc.). Indiquée pour en préciser l'existence ; place mal déterminée.

β. ÉLÉMENTS AYANT FORMES DE FIBRES PLEINES.

27. Fibres du tissu cellulaire (variétés nombreuses).
28. Fibres de Remarck ou nucléées.
29. Globes enroulés du tissu cellulaire des Poissons.
30. Fibres dartoïques ou dartoïdes. (Fibres de noyaux des auteurs. Nombreuses variétés.)
31. Fibres jaunes élastiques. (Variétés des artères et autres.)
32. Fibres musculaires de la vie organique { 1° Fusiformes. 2° Rubanées.
33. Substances contractiles sans fibres ou fibroïdes (intestins d'Invertébrés, conduits excréteurs de Vertébrés).
34. Fibres musculaires lisses de la vie animale (quelques Invertébrés).
35. Fibrilles musculaires striées de la vie animale, réunies en faisceaux striés avec un *perimysium* à noyaux (Vertébrés).

γ. ÉLÉMENTS TUBULEUX.

36. Tubes larges des nerfs moteurs, ou sans corpuscules.
37. Tubes larges des nerfs sensitifs, ou à corpuscules ganglionnaires.
38. Tubes minces ou sympathiques, à corpuscules ganglionnaires.
39. Tubes minces ou sympathiques moteurs, sans corpuscules?

Variétés des deux espèces de corpuscules ganglionnaires dans la pulpe encéphalique, et variétés des tubes, tant dans le cerveau que dans les principaux nerfs des sens.

40. Batonnets de la rétine (ils ne sont pas creux. Place mal déterminée).

δ. ÉLÉMENTS FORMÉS DE SUBSTANCES AMORPHES AVEC CORPUSCULES OU CELLULES ET CAVITES.

41. Substance amorphe et fibroïde des cartilages. { 1° Matière ci-contre avec ses cavités. 2° Dans les cavités on trouve les cellules indiquées plus haut ou des corpuscules particuliers (c'est cet ensemble qui a été appelé *corpuscules du cartilage*).
42. Substance des os. { 1° Matière amorphe. 2° Cavités ramifiées dérivant de celles du cartilage ; elles se forment de toutes pièces en même temps que la substance propre, dans les os qui ne sont pas précédés de cartilages ; os du crâne et couches d'accroissement des os longs. (Corpuscules noirs.)
43. Substantia fenestrata arteriarum.
44. Substance du tissu électrique. { 1° Matière amorphe. 2° Cellules et granulations.
45. Substance sarcodique de l'intérieur du corps de divers animaux invertébrés (place indéterminée).

A mesure qu'on arrive à des parties du corps plus simples, moins est nette leur détermination, moins elles s'enchaînent et se classent rationnellement, moins devient importante la place relative que doit occuper chaque tissu, élément ou principe. Comme il y a eu peu de méthode dans les travaux des anatomistes, relatifs à la détermination des tissus, des humeurs, des éléments et des principes immédiats, leur classification ne peut encore présenter rien d'absolu, et subira peut-être avec le temps des modifications, quant à leur nombre et leur arrangement réciproque dans chaque classe.

A Paris, chez J.-B. Baillière, libraire, rue Hautefeuille, 19.

Paris. Imprimerie de L. Martinet, rue Mignon, 2.

TABLEAUX D'ANATOMIE

CONTENANT

L'EXPOSÉ DE TOUTES LES PARTIES A ÉTUDIER DANS L'ORGANISME DE L'HOMME ET DES ANIMAUX.

Par le Dr Charles ROBIN,

Professeur agrégé à la Faculté de médecine de Paris, docteur ès-sciences, des Sociétés de Biologie et Philomatique, de l'Académie de médecine de Stockholm, etc.

Sixième partie (suite et fin).

Des parties intérieures ou internes du Corps (suite et fin).

B. **Eléments produits** ou **des produits**.

a. HOMOEOMORPHES.

α. ESSENTIELLEMENT TRANSITOIRES ou TEMPORAIRES.

1. OVULES. { 1° Du mâle. 2° De la femelle.
2. SPERMATOZOÏDES (produits par métamorphose des cellules embryonnaires de l'ovule mâle).
3. CELLULES DU JAUNE DE L'ŒUF.
4. CELLULES DE LA FACE INTERNE DE LA VÉSICULE OMBILICALE (Sauriens, etc.).
5. GLOBULES DU LAIT.
6. GLOBULES DU COLOSTRUM.

β. PROFONDS OU PERMANENTS INTÉRIEURS.

7. PAROIS NUCLÉÉES DES CAPILLAIRES.
8. SUBSTANCE DE LA TUNIQUE COMMUNE DE BICHAT ou interne des vaisseaux.
9. PÉRIMYZIUM ou Sarcolemma et ses noyaux.
10. FIBRES A NOYAUX DU CRISTALLIN (tubes ?).
11. FIBRES DENTELÉES SANS NOYAUX DU CRISTALLIN.
12. CELLULES DE L'HUMEUR DE MORGAGNI.
13. SUBSTANCE DE LA CAPSULE DU CRISTALLIN.
14. SUBSTANCE DES CANAUX DEMI-CIRCULAIRES.
15. SUBSTANCE DE LA MEMBRANE DE DEMOURS.
16. SUBSTANCE FIBROÏDE DU CORPS VITRÉ.
17. SUBSTANCE DE L'OTOCONIE ET DES OTOLITHES.
18. SUBSTANCE DU SABLE CÉRÉBRAL.
19. SUBSTANCE DES SPICULES SILICEUSES DES EPONGES.
20. SUBSTANCE DES SPICULES CALCAIRES DES EPONGES.
21. SUBSTANCE DES CORAUX.
22. SUBSTANCE DES POLYPIERS.
23. SUBSTANCE DU TISSU DE L'ENVELOPPE DES ECHINODERMES.
24. ÉLÉMENTS PIGMENTAIRES. { 1° Granulations libres. 2° Amas étoilés avec ou sans noyau. 3° Cellules pigmentaires. 4° Lamelles avec ou sans noyau.

γ. PRODUITS SUPERFICIELS ou CADUCS.

25. CELLULES D'ÉPITHELIUM.
    - 1° Pavimenteuses. { Normales. Déformées pathologiquement.
      - *a*. Tégumentaires, *b*. glandulaires. Poils épithéliaux.
    - 2° Cylindriques. { *a* Sans cils vibratiles. *b*. A cils vibratiles.
    - 3° Sphériques. { *a*. Sans cils. *b*. A cils.
26. SUBSTANCE DES ONGLES ET CORNES. { Normale. Morbide. Des verrues. } Dérive des cellules épithéliales métamorphosées.

En second lieu : AU POINT DE VUE DYNAMIQUE, les *phénomènes* ou *actes chimiques* à étudier sont de deux classes.

A. Phénomènes chimiques directs ou proprement dits à étudier : *a*. Dans le vide ; *b*. dans les milieux : 1° air ; 2° eau et autres liquides dissolvants ; *c*. et, quand il y a lieu (principes immédiats surtout), dans les corps organisés, où ils offrent : 1° mouvement de composition ; 2° de décomposition ou décombinaison.

B. Phénomènes chimiques indirects ou de contact (dits *catalytiques*), qui sont : *a*. les Catalyses ou phénomènes de contact, ou catalytiques proprement dits ; *b*. les Fermentations ; *c*. les Putréfactions ; phénomènes devant être étudiés aussi dans le vide, les milieux, les corps vivants ; le tout variant suivant la température, électricité, lumière, état de dissolution, et les autres conditions d'action qu'enseigne la chimie statique. Ce cadre s'applique à la chimie tout entière, statique et dynamique, dès qu'on en fait disparaître la division en organique et en inorganique, seul obstacle capital qui s'oppose encore à la coordination des faits chimiques.

Les principes immédiats à étudier sont de trois classes.

PREMIÈRE CLASSE. — Principes cristallisables inorganiques communs aux corps bruts et vivants (comparaison entre la composition de l'être et celle du *milieu* auquel il emprunte et dans lequel il rejette). Ces principes sont une condition d'existence et d'activité des autres principes immédiats ; ils jouent par rapport à eux le rôle rempli par le *milieu* à l'égard du corps entier ; ils sont tout à la fois empruntés et rejetés dans le milieu ambiant.

1. Oxygène.
2. Hydrogène.
3. Azote.
4. Acide carbonique.
5. Hydrogène proto-carboné.
6. Hydrogène sulfuré.
7. Eau.
8. Soude (os, etc.).
9. Silice (Spicules des éponges, urine).
10. Alumine.
11. Chaux (Corail).
12. Magnésie (Corail).
13. Peroxyde de fer (corne, sang, etc.).
14. Oxyde de cuivre (Eponges, etc.).
15. Oxyde manganique (coquilles).
16. Chlorure de sodium.
17. Chlorure de potassium.
18. Chlorure d'ammonium (salive).
19. Chlorure de magnésium.
20. Chlorure de calcium ? (suc gastrique).
21. Iodure de potassium (A. marins).
22. Iodure de sodium (animaux marins).
23. Bromure de potassium (id.).
24. Bromure de magnésium (id.).
25. Carbonate de chaux (os, etc.).
26. Bicarbonate de chaux (urine de vache).
27. Carbonate d'ammoniaque (amnios).
28. Bicarbonate d'ammoniaque (urine de bœuf).
29. Carbonate de magnésie (matières sébacées).
30. Carbonate de potasse (sang, etc.).
31. Bicarbonate de soude (urine de vache).
32. Carbonate de soude (sang, etc.).
33. Sulfate de potasse (id.).
34. Sulfate de soude (id.).
35. Sulfate de chaux (amnios, etc.).
36. Phosphate neutre de soude (sang, etc.).
37. Phosphate acide de soude (urine).
38. Phosphate de potasse ? (sang).
39. Phosphate de chaux (des os, etc.).
40. Phosphate acide de chaux (urine).
41. Phosphate de magnésie (sang, os, etc.).
42. Phosphate d'ammoniaque (calculs du cheval).
43. Phosphate de fer ? (dents).
44. Azotate de potasse ? (excréments).
45. Phosphate ammoniaco-magnésien.
46. Sulfocyanure de potassium ? (salive).
47. Phosphate ammoniaco-sodique.

DEUXIÈME CLASSE. — Principes cristallisables, organiques, ne se trouvant que dans le règne [illegible]nique ; propres aux êtres vivants. (Par leur comparaison aux principes ci-dess[illegible] complète le parallèle entre la composition des êtres vivants et celle [illegible] rejetés au dehors, et leur séjour permanent devient nuisible ; ils sont des *produits* en général excrémentitiels, dérivant des principes de la troisième classe ou substance organique ; ils résultent des phénomènes de composition et décomposition que présentent ceux-ci et qu'eux-mêmes cessent de présenter dès qu'ils sont formés.

a. Tegumentaires, b. glandulaires. Tous épithéliaux.

25. CELLULES D'É- 2° Cylindriques. { a. Sans cils vibratiles. / b. A cils vibratiles.
3° Sphériques. { b. A cils.
4° Nucléaire (tous glandulaires). Pouvant passer à l'état de cellules complètes dans les hypertrophies glandulaires.

26. SUBSTANCE DES ONGLES ET CORNES. { Normale. / Morbide. / Des verrues. } Dérive des cellules épithéliales métamorphosées.

27. SUBSTANCES DES POILS; FANONS, etc. { Substance propre. Id. / Granulations médullaires. / Granulations pigmentaires.

28. SUBSTANCE DES ÉCAILLES DE POISSONS.

29. SUBSTANCE DU TISSU CHITONÉAL (cellules encroûtées de calcaire).

30. SUBSTANCE DU TISSU DU FIL SPIRAL DES TRACHÉES D'INSECTES.

31. SUBSTANCE DU TISSU OSTRÉAL (cellules encroûtées de calcaire).

32. SUBSTANCE DE L'IVOIRE DENTAIRE et de certains piquants.

33. SUBSTANCE DE L'ÉMAIL.

b. ÉLÉMENTS HÉTÉROMORPHES ou DES PRODUITS HÉTÉROMORPHES.

34. GLOBULES PALES D'EXSUDATION pathologique.

35. GLOBULES GRANULEUX DE L'INFLAMMATION.

36. GLOBULES DU PUS. { 1° Phlegmoneux. / 2° Pyoïdes. / 3° Du pus vésical. } Granuleux ou non.

37. ÉLÉMENTS CANCÉREUX.
- 1° Noyaux libres. { Ovoïdes. / Sphériques.
- 2° Cellules *types*. { Shériques. / Polyédriques.
- 3° Cellules en raquette, *cellulæ caudatæ*.
- 4° Cellules fusiformes.
- 5° Cellules à couches concentriques.
- 6° Plaques ou masses de blastème à noyaux multiples.

Tous ces éléments peuvent devenir granuleux ou se creuser de cavités, etc.

38. GLOBULES GRANULEUX SPÉCIAUX DES CANCERS ET DES TUMEURS ÉPITHÉLIALES, etc.

39. CORPUSCULES DU TUBERCULE.

40. CORPS SPHÉRIQUES D'ALBUMINE CONCRÈTE DE DIVERS KYSTES.

41. CORPUSCULES GRANULEUX SPÉCIAUX DE VOLUMES DIVERS DE BEAUCOUP DE KYSTES.

La liste des éléments des produits est susceptible de s'étendre indéfiniment, vu la multiplicité des causes de leur production que peuvent présenter les tissus.

II. DES PRINCIPES IMMÉDIATS (*Stœchiologie*, στοιχιον, *principe*, l'eau, l'air, la terre, le feu).

A la notion de principe immédiat se rattache comme attribut statique l'idée de leur état gazeux, liquide ou solide, de la complexité de leur composition et leur état de combinaison complexe par dissolution réciproque les uns à l'aide des autres; comme attribut dynamique, l'instabilité de leur combinaison et leur facile réductibilité à l'état de composés plus simples et plus fixes. En étudier ** et *.

Dans cette subdivision de l'anatomie, on considère les principes non pas chimiquement à proprement parler; mais tels qu'ils sont, ou, pour quelques uns, tels qu'on peut supposer qu'ils sont dans le corps organisé, faisant partie de l'organisme. Ici donc ils sont supposés déjà connus au point de vue chimique pur ou inorganique, c'est-à-dire en premier lieu au POINT DE VUE STATIQUE, qui comprend l'étude des :

A. Conditions d'activité moléculaire ou chimique qui résultent de l'action des agents physiques sur eux, savoir : *a.* l'influence des changements de température; *b.* celle de l'électricité; *c.* de la lumière, pression, etc.

B. Des conditions d'activité moléculaire ou chimique résultant du contact des corps entre eux, savoir : *a.* Action des dissolvants, ou *théorie des dissolutions*; *b.* action chimique des corps simples; *c.* des corps composés; d'où on arrive à connaître : *d.* les lois de leur constitution chimique, ou théorie des combinaisons, savoir : 1° loi du dualisme ou des combinaisons binaires : 2° loi des combinaisons en rapports déterminés ou définis (théorie des proportions définies); 3° théorie ou lois des combinaisons en poids équivalents, ou théorie des équivalents; 4° théorie ou lois des combinaisons en volumes déterminés (théorie atomique).

25. Carbonate de chaux (os, etc.).

47. Phosphate ammoniaco-sodique.

DEUXIÈME CLASSE. — Principes cristallisables, organiques, ne se trouvant que [...] cipes ci-dessu[...] complète le parallèle entre la composition des êtres vivants et celle des milieux[...] spécialement entre celle des végétaux et des animaux). Ils sont rejetés au dehors, et leur séjour permanent devient nuisible; ils sont des *produits* en général excrémentitiels, dérivant des principes de la troisième classe ou substance organique; ils résultent des phénomènes de composition et décomposition que présentent ceux-ci et qu'eux-mêmes cessent de présenter dès qu'ils sont formés.

48. Acide lactique (suc gastrique).
49. Lactate de potasse (muscles).
50. Lactate de soude (id.).
51. Lactate de chaux (urine de cheval).
52. Lactate de magnésie.
53. Lactate d'ammoniaque? (muscles).
54. Acide urique.
55. Urate de potasse (chameau).
56. Urate de soude.
57. Urate de chaux (cheval).
58. Urate d'ammoniaque.
59. Urate de magnésie.
60. Acide hippurique.
61. Hippurate de chaux.
62. Hippurate de soude.
63. Hippurate de potasse.
64. Acide inosique ou inosate de potasse.
65. Benzoate d'ammoniaque?
66. Oxalate de chaux.
67. Urée.
68. Allantoïdine.
69. Cystine (calculs).
70. Alloxanthine (calculs).
71. Créatine.
72. Créatinine.
73. Acide formique.
74. Acide bombique (Vers à soie)
75. Acide cholique? (bile).
76. Acide stéarique (corps gras).
77. Acide margarique (id.).
78. Acide oléique (id.).
79. Acide butyrique (id.).
80. Acide baldrianique (id.).
81. Acide caprilique (corps gras).
82. Acide hyrcique (id).
83. Acide phocénique (id.).
84. Acide capronique? (id.).
85. Acide caproïque (id.).
86. Acide caprique (id.).
87 à 98 Sels de soude ou de potasse des douze acides ci-dessus.
99. Choléate de soude (bile).
100. Hyocolinate de soude (id.).
101. Glycocholate de soude (id.).
102. Taurocholate de soude (id.).
103. Cholestérine (bile).
104. Oléine (corps gras).
105. Margarine (id.).
106. Stéarine (id.).
107. Butyrine (id.).
108. Hircine (id.).
109. Cétine (id.).
110. Phocénine (corps gras).
111. Lypiloxide.
112. Ambréine.
113. Glycérine.
114. Castorine.
115. Cantharidine.
116. Carmine.
117. Cérine ou acide cérotique.
118. Céroléine.
119. Myricine.
120. Acide oléophosphorique?
121. Acide cérébrique?
122. Hématine.
123. Sucre de diabète (foie, urine).
124. Sucre de lait.

TROISIÈME CLASSE. — SUBSTANCES ORGANIQUES, ou principes immédiats *non cristallisables*; non volatils sans décomposition; propres aux êtres vivants, sans analogies avec les corps minéraux. Ils sont généralement décomposables chimiquement en principes cristallisables de la deuxième classe. Ils constituent essentiellement, pour la plupart, les tissus et quelques humeurs. (C'est par leur comparaison avec les aliments de chaque être, les principes ci-dessus et la composition des autres animaux, que se complète la comparaison entre la composition de l'être étudié et celle des corps au milieu desquels il vit).

125. Fibrine.
126. Albumine.
127. Vitelline.
128. Musculine.
129. Caséine.
130. Chitine.
131. Globuline.
132. Pancréatine?
133. Spermatine?
134. Chondrines?
135. Gélatines?
136. Mucosines (nombreuses variétés). Les ptyaline, pepsine, gastérase, chymosine, etc., sont des produits d'altération de l'albumine ou de la mucosine.
137. Mélaïne? (encre de seiche).
138. Suif ou graisse (Vertébrés, Insectes).
139. Blanc de baleine.
140. Huiles d'œuf.
141. Huiles du foie.
142. Huiles de la graisse des os.
143. Huiles de baleine.
144. Huile de fourmi.
145. Graisse de Coccus cacti, etc.
146. Graisses diverses? (Musc, castoréum, foie, etc.).
147. Résines diverses? (biliaire, musc, castor, civette, etc.).
148. Huiles volatiles diverses (mêmes produits animaux, etc.).
149. Matières colorantes?

Généralement les principes de la première classe doivent faire partie, les seconds ont fait partie, les derniers font partie du corps, le constituent, du moins les mieux déterminés. Les premiers entrent, les seconds sortent, les derniers restent, et constituent essentiellement le corps animal.

A Paris, chez J.-B. BAILLIÈRE, libraire, rue Hautefeuille, 19.

Paris. Imprimerie de L. MARTINET, rue Mignon, 2.

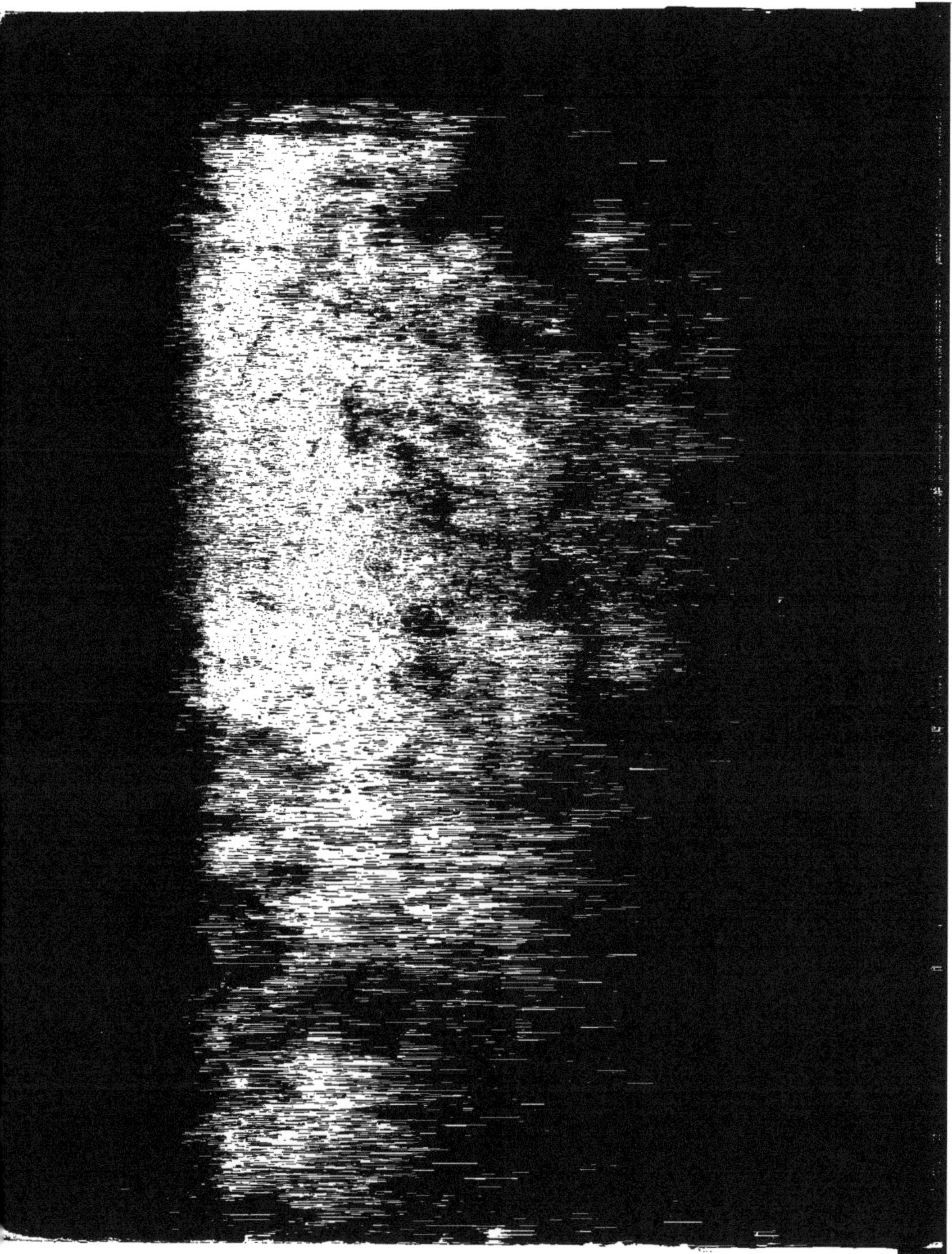

www.ingramcontent.com/pod-product-compliance
Ingram Content Group UK Ltd.
Pitfield, Milton Keynes, MK11 3LW, UK
UKHW012258240726
13966UKWH00004B/1467